Paul Yannick Windisch, Deniz Tafrali

MedAT – Humanmedizin/Zahnmedizin

Die Formelsammlung für den BMS

1. Auflage

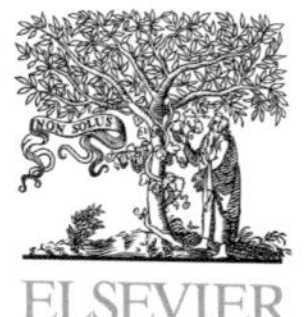
ELSEVIER

Elsevier GmbH, Hackerbrücke 6, 80335 München, Deutschland
Wir freuen uns über Ihr Feedback und Ihre Anregungen an kundendienst@elsevier.com
ISBN 978-3-437-42224-9
eISBN: 978-3-437-06259-9

1. Auflage 2021

Wichtiger Hinweis für den Benutzer
Die medizinischen Wissenschaften unterliegen einem sehr schnellen Wissenszuwachs. Der stetige Wandel von Methoden, Wirkstoffen und Erkenntnissen ist allen an diesem Werk Beteiligten bewusst. Sowohl der Verlag als auch die Autorinnen und Autoren und alle, die an der Entstehung dieses Werkes beteiligt waren, haben große Sorgfalt darauf verwandt, dass die Angaben zu Methoden, Anweisungen, Produkten, Anwendungen oder Konzepten dem aktuellen Wissenstand zum Zeitpunkt der Fertigstellung des Werkes entsprechen.
Der Verlag kann jedoch keine Gewähr für Angaben zu Dosierung und Applikationsformen übernehmen. Es sollte stets eine unabhängige und sorgfältige Überprüfung von Diagnosen und Arzneimitteldosierungen sowie möglicher Kontraindikationen erfolgen. Jede Dosierung oder Applikation liegt in der Verantwortung der Anwenderin oder des Anwenders. Die Elsevier GmbH, die Autorinnen und Autoren und alle, die an der Entstehung des Werkes mitgewirkt haben, können keinerlei Haftung in Bezug auf jegliche Verletzung und/oder Schäden an Personen oder Eigentum, im Rahmen von Produkthaftung, Fahrlässigkeit oder anderweitig übernehmen.

Für die Vollständigkeit und Auswahl der aufgeführten Medikamente übernimmt der Verlag keine Gewähr.
Geschützte Warennamen (Warenzeichen) werden in der Regel besonders kenntlich gemacht (®). Aus dem Fehlen eines solchen Hinweises kann jedoch nicht automatisch geschlossen werden, dass es sich um einen freien Warennamen handelt.

Bibliografische Information der Deutschen Nationalbibliothek
Die Deutsche Nationalbibliothek verzeichnet diese Publikation in der Deutschen Nationalbibliografie; detaillierte bibliografische Daten sind im Internet über https://www.dnb.de abrufbar.

21 22 23 24 25 5 4 3 2 1

In ihren Veröffentlichungen verfolgt die Elsevier GmbH das Ziel, genderneutrale Formulierungen für Personengruppen zu verwenden. Um jedoch den Textfluss nicht zu stören sowie die gestalterische Freiheit nicht einzuschränken, wurden bisweilen Kompromisse eingegangen. Selbstverständlich sind **immer alle Geschlechter** gemeint.

Planung: Veronika Rojacher, München
Projektmanagement: Cornelia von Saint Paul und Dagmar Wiederhold, München
Redaktion: Susan Sedlick, München
Satz: SPi Global, Puducherry, India
Druck und Bindung: Drukarnia Dimograf Sp. z o. o., Bielsko-Biała/Polen
Abbildungen: siehe Abbildungsnachweis
Umschlaggestaltung: SpieszDesign, Neu-Ulm
Titelfotografie: © barabasone - stock.adobe.com
Aktuelle Informationen finden Sie im Internet unter www.elsevier.de

Inhaltsverzeichnis

Allgemeiner Hinweis

Bei vielen Formeln ist es hilfreich, ein bisschen mit den darin enthaltenen Größen zu experimentieren, um zu sehen, was passiert, wenn man sie erhöht oder verringert. Auf diese Weise erlangt man ein besseres Verständnis darüber, was eine Formel eigentlich aussagt. Als kleine Stütze finden sich bei vielen Formeln in dieser Sammlung kurze erläuternde Sätze, die euch beim Verständnis helfen und als Grundlage für eigene Überlegungen dienen sollen.

Abbildungsnachweis

Der Verweis auf die jeweilige Abbildungsquelle befindet sich bei allen Abbildungen im Werk am Ende des Legendentextes in eckigen Klammern. Alle nicht besonders gekennzeichneten Grafiken und Abbildungen © Elsevier GmbH, München.

L190 Gerda Raichle, Ulm
L253 Dr. Wolfgang Zettlmeier, Barbing
M375 Prof. Dr. med. Dr. rer. nat. Ulrich Welsch, München
O568 Prof.Dr. med. G. Wennemuth/I. Lang
P605 Deniz Tafrali, Graz

I Biologie

Der Biologie-Teil dieses Buches ist natürlich kein umfassender Überblick über die Biologie, die ihr für den MedAT braucht, diesen liefert euch das Lernskript. Hier soll es vielmehr darum gehen, einige wichtige Schaubilder und Tabellen kompakt zusammenzustellen. Ideal für eine kurze Wiederholung, z. B. auf dem Weg zu Schule oder Arbeit, quasi als kleiner Bonus zur eigentlichen Formelsammlung.

Zellbiologie

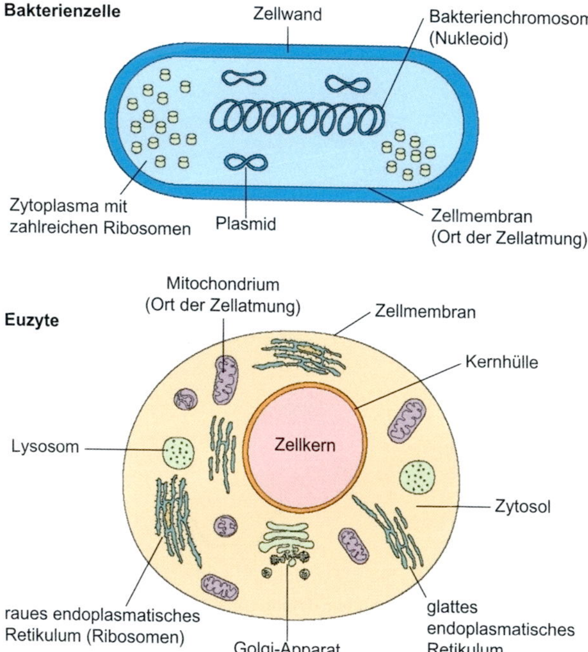

Abb. 1.1 Bakterienzelle und eukaryontische Zelle im Vergleich. Die wichtigen Organellen sollte man sicher erkennen und benennen können. [L190]

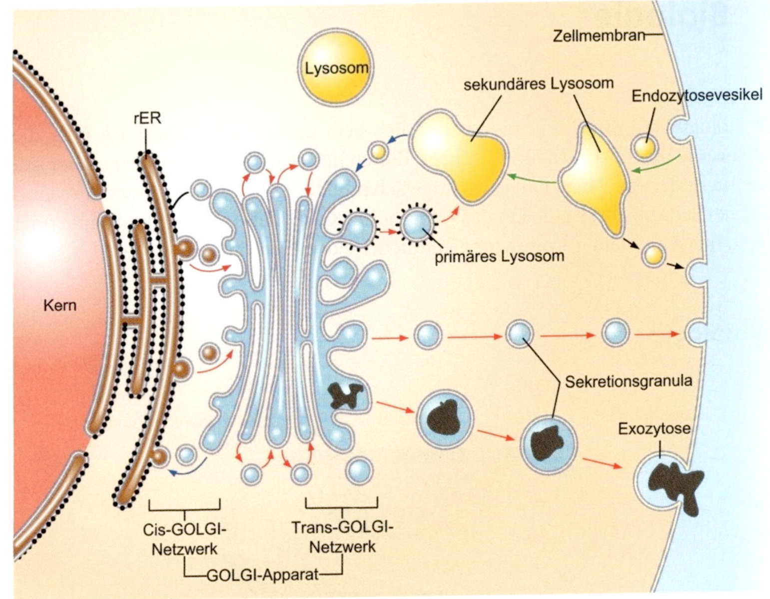

Abb. 1.2 Golgi-Apparat. Macht euch anhand dieser Abbildung noch mal den Weg eines Vesikels bei Exo- und Endozytose klar. [L253]

Säureanhydrid-
bindungen
Esterbindung

Adenosin-Triphosphat (ATP)

Abb. 1.3 Struktur des ATP. Beachte die Esterbindung zwischen Zucker und Phosphat sowie die Säureanhydridbindungen zwischen den Phosphatgruppen. [L253]

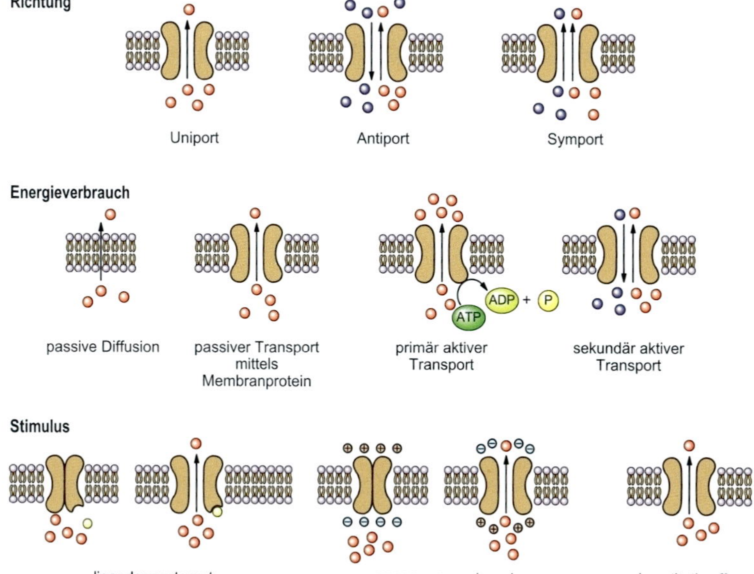

Abb. 1.4 Transportvorgänge und ihre Einteilung nach Richtung, Energieverbrauch und Stimulus. [L253]

Embryologie

Muss man die folgenden Zeittafeln wirklich komplett auswendig können? Nein, lernt vor allem die wichtigen Meilensteine (z. B. erster Herzschlag)! Wenn ihr am Ende der Lernphase Zeit übrig habt, könnt ihr euch immer noch etwas mehr austoben.

Fragen, aus welchem Keimblatt sich welche Strukturen entwickeln, werden euch dagegen auch im Medizinstudium begegnen, sodass es sich hier lohnt, genauer hinzuschauen.

Tab. 1.1 Zeittafel der Blastogenese.

Tag (p. c.)	Entwicklungsstadium	Zellanzahl	Potenz*	Ereignis	Ort
1–3	Zygote	1	Totipotent	Furchung	Tuba uterina
	2-Zell-Stadium	2		Furchungen	
	4-Zell-Stadium	4			
	8-Zell-Stadium	8		Furchungen, Herstellen eigener mRNA (Proteinbiosynthese)	

Tab. 1.1 Zeittafel der Blastogenese. *(Forts.)*

Tag (p. c.)	Entwicklungs-stadium	Zellanzahl	Potenz*	Ereignis	Ort
3	Morula	16	Pluripotent	Ausbildung von Zellkontakten	Tuba uterina
4	Morula zu früher Blastozyste	16 zu 32		Polare Orientierung der Blastomeren zu frühem Embryoblast und Trophoblast	Tuba uterina zu Cavum uteri
5	Frühe Blastozyste	32		Verlust der Zona pellucida	Cavum uteri
5/6	Späte Blastozyste	> 32		Implantation mit dem Embryoblastenpol am Endometrium	
6–7	Späte Blastozyste			Beginn der Differenzierung des Embryo- und Trophoblasten	

* Die Potenz, (zeitlich) nach der polaren Orientierung der Blastomeren, bezieht sich auf die Zellen des Embryoblasten.

Tab. 1.2 Zeittafel der Embryogenese.

Tag (p. c)	Woche (p. c.)	Größe*	Ereignis	Periode
7–8	2. Woche	0,1–0,2	• Entstehung der zweiblättrigen Keimscheibe • Aufteilung des Trophoblasten in Synzytiotrophoblast und Zytotrophoblast • Ausbildung der Amnionhöhle und des primären Dottersacks	Zelluläre Phase
9			• Bildung von Lakunen durch den Trophoblasten	
11–13			• Bildung der Prächordalplatte • Entwicklung des sekundären (definitiven) Dottersacks	

Tab. 1.2 Zeittafel der Embryogenese. *(Forts.)*

Tag (p. c)	Woche (p. c.)	Größe*	Ereignis	Periode
17	3. Woche	0,2	• Bildung von Primitivknoten, -streifen und -rinne	Embryonale Phase
19		0,4	• Formung des dritten Keimblatts (→ Gastrulation) • Entstehung des Chordafortsatzes und der Neuralplatte	
23	4. Woche	ca. 1	• Entwicklung der Neuralrinne	
28		ca. 3	• Bildung des Neuralrohrs • Laterale Abfaltung • Kraniokaudale Krümmung	

* Hier wird die Einheit Millimeter (mm) verwendet.

Tab. 1.3 Zeittafel der Fetogenese.

SSW	Monat	SSL*	Merkmale
6	2	12	Erster Herzschlag des Embryos im Ultraschall erkennbar.
8		30	Finger- und Zehenstrahlen bilden sich aus. Von der 4. bis zu dieser SSW ist der Embryo überaus anfällig gegenüber schädlichen Substanzen.
10	3	60	Der Magen-Darm-Trakt befindet sich jetzt zur Gänze im Bauch des Fetus, wo er doch vorher herniert (teilweise außerhalb) war.
12		90	Geschlecht des Fetus ist morphologisch, also auch per Ultraschall, erkennbar.
14	4	120	Der Kopf ist jetzt gestreckt.
18	5	160	Erste Bewegungen des Kindes werden von der Mutter wahrgenommen.
20		190	Erste Behaarung am Kopf und Körper entsteht.
23	6	220	Theoretisch lebensfähiger Fetus.
24		230	Surfactant wird erstmals gebildet.
28	7	270	Augen sind geöffnet.
30	8	280	Hoden wandern von der Bauchhöhle in den Hodensack.
36	9	340	Extremitäten gebeugt, kann gut zugreifen.
38	9,5	360	Geburt.

* Gemessen wird auch hier in Millimetern (mm). Die angegebenen Zahlen sind durchschnittliche Größenwerte für eine grobe Orientierung.

Tab. 1.4 Entwicklungen der Keimblätter.		
Entoderm	**Mesoderm**	**Ektoderm**
Verdauungssystem	Urogenitaltrakt	Haut
Atmungssystem	Bindegewebe	Nerven
	Muskulatur	Sinnesorgane
	Blut und Lymphe	

Mikroskopische Anatomie

Gewebe

Tab. 1.5 Hierarchie der Organisation im Organismus.
Zelle → Gewebe → Organ → Organsystem → Organismus

Auch wenn ihr alle Details dieser Abbildung erst in der Histologie braucht, solltet ihr euch die Grundprinzipien schon jetzt klarmachen: Wenn über das Epithel viel Stoffaustausch stattfindet, ist es tendenziell dünner. Wenn es vor allem eine Schutzfunktion hat, ist es dicker und hat ggf. noch weitere „Modifikationen", wie etwa eine Hornschicht.

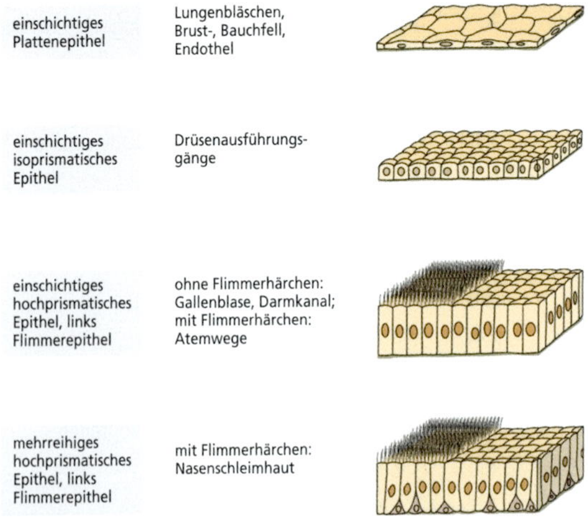

einschichtiges Plattenepithel — Lungenbläschen, Brust-, Bauchfell, Endothel

einschichtiges isoprismatisches Epithel — Drüsenausführungsgänge

einschichtiges hochprismatisches Epithel, links Flimmerepithel — ohne Flimmerhärchen: Gallenblase, Darmkanal; mit Flimmerhärchen: Atemwege

mehrreihiges hochprismatisches Epithel, links Flimmerepithel — mit Flimmerhärchen: Nasenschleimhaut

Abb. 1.5

mehrschichtiges Übergangsepithel	Harnblase, Harnleiter, Nierenbecken	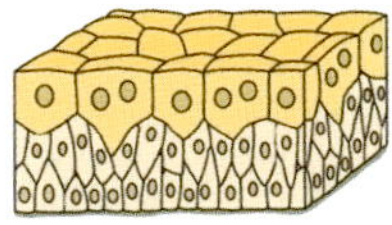
mehrschichtiges unverhorntes Plattenepithel	Mundhöhle, Speiseröhre, Vaginalschleimhaut	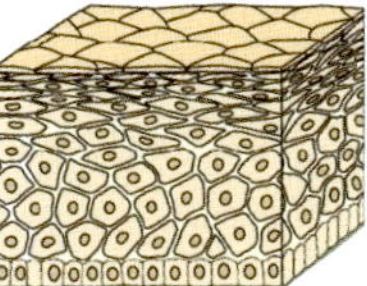
mehrschichtiges verhorntes Plattenepithel	äußere Haut	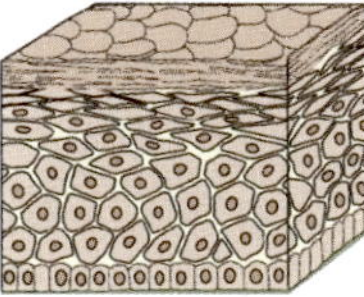

Abb. 1.5 Oberflächenepithelien. [O568, M375]

Muskulatur

Tab. 1.6 Systematik der Muskulatur.

	Streifung	**Steuerung**	**nervale Versorgung**
Herzmuskulatur	Quer	Unwillkürlich	Eigenes Erregungssystem (Sinusknoten) und vegetatives Nervensystem
Skelettmuskulatur	Quer	Willkürlich	Somatisches Nervensystem
Glatte Muskulatur (Eingeweidemuskulatur)	Keine	Unwillkürlich	Vegetatives Nervensystem

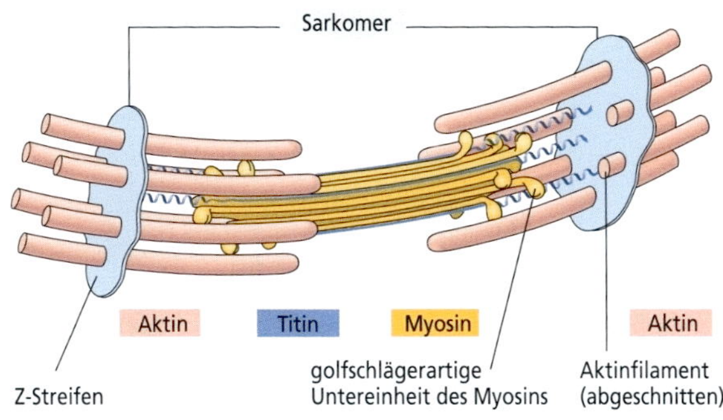

Abb. 1.6 Sarkomer und Myofilamente. Bei der Muskelkontraktion verkürzt sich das Sarkomer durch Ineinandergleiten der Aktin- und Myosinfilamente. [L190]

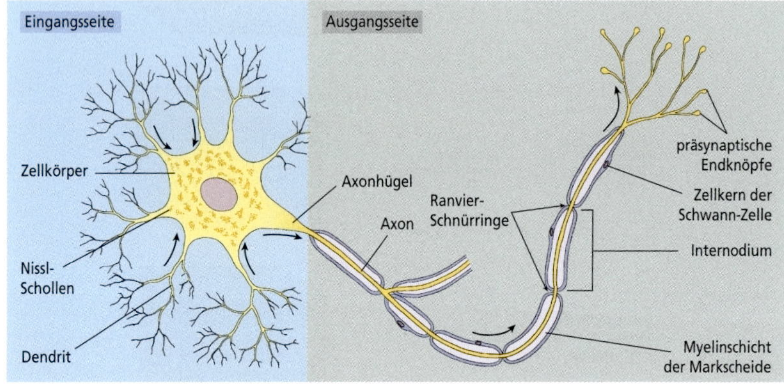

Abb. 1.7 Aufbau eines Neurons. Die linke, hellblau unterlegte Bildhälfte stellt die „Eingangsseite" des Neurons dar, wo Informationen aufgenommen werden. Die rechte, grau hinterlegte Bildhälfte ist die „Ausgangsseite", die Informationen fortleitet – zu anderen Nerven-, Drüsen- oder Muskelzellen. Die Pfeile geben die Richtung der Erregungsleitung von den Dendriten über den Zellkörper zum Axon an. [L190]

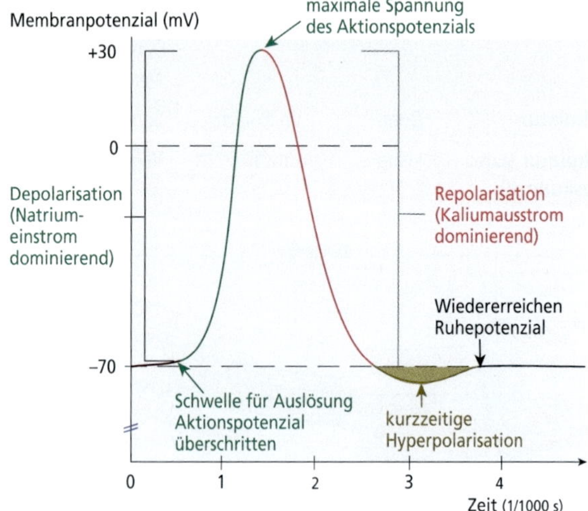

Abb. 1.8 Der Spannungsverlauf an der Zellmembran beim Ablauf eines Aktionspotenzials. [L190]

Makroskopische Anatomie

GI-Trakt

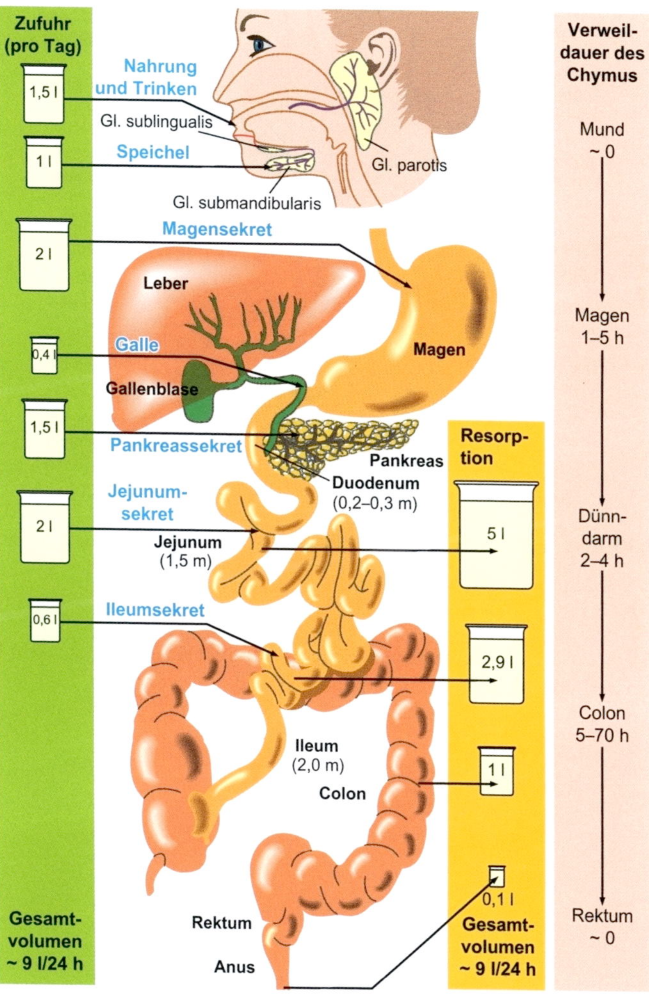

Abb. 1.9 Flüssigkeitsaufnahme und -abgabe im Gastrointestinal-Trakt. [L253]

Die genauen Volumina sind nicht so wichtig. Führe dir anhand dieser Abbildung lieber noch mal vor Augen, wie die einzelnen Bestandteile heißen und was ihre Funktion ist.

Herz

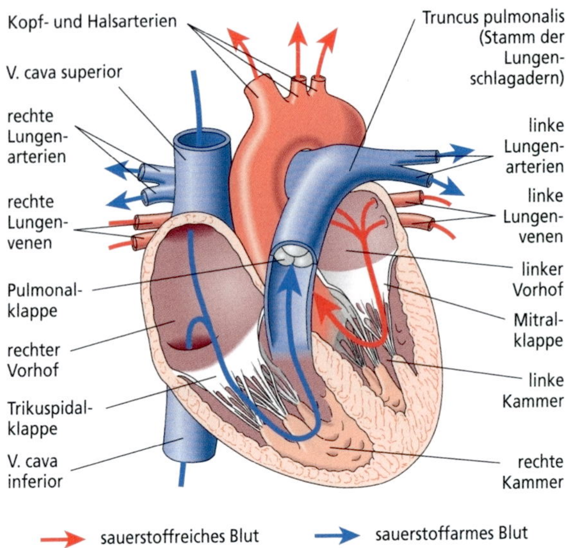

Abb. 1.10 Längsschnitt durch das Herz. Die Pfeile geben die Strömungsrichtung des Blutes an. [L190]

Überlege dir zusätzlich noch mal, zu welchem Zeitpunkt sich welche Struktur kontrahiert/relaxiert und wann welche Klappen offen sind.

Blut

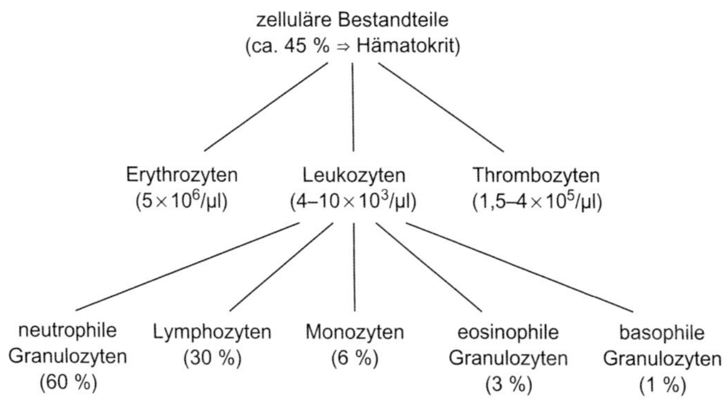

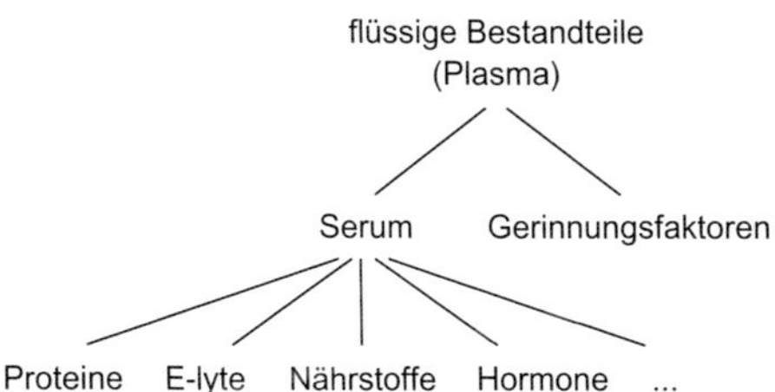

Abb. 1.11 Blutbestandteile. [L253]

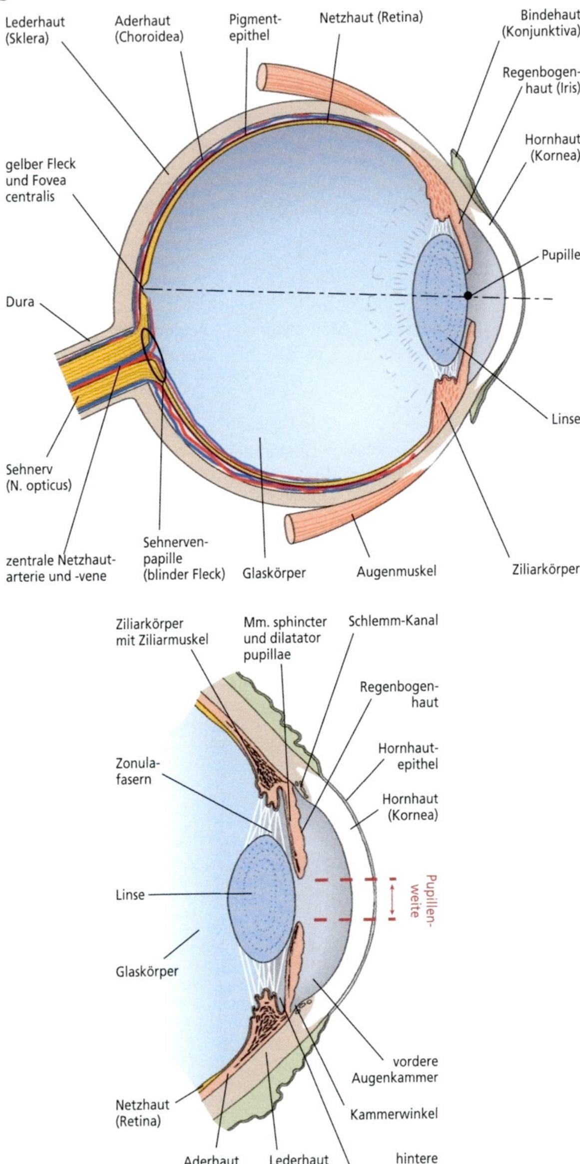

Abb. 1.12 Links: Augapfel mit Sehnerv (N. opticus). Die gestrichelte Linie deutet die Sehachse an. Rechts: Augenkammern, Linse und Iris im Detail. [L190]

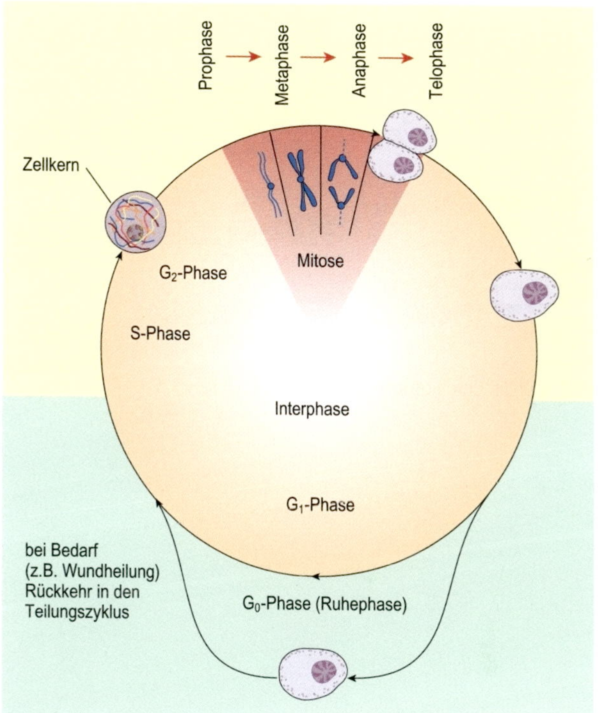

Abb. 1.13 Schematische Darstellung des Zellzyklus. [L190]

Tab. 1.7 Überblick über den Zellzyklus mit DNA-Gehalt zu den jeweiligen Zeitpunkten.

Phase	Funktion	DNA-Gehalt
G_1 (Gap)	Protein- und RNA-Synthese für Verdopplung der DNA, Wachstumsphase	2n2c
S (Synthese)	Verdopplung der DNA	Am Anfang 2n2c, am Ende 2n4c
G_2 (Gap)	Kontrolle der DNA vor Mitose	2n4c
M-Phase	Teilung der Zelle	Am Anfang 2n4c, am Ende 2n2c
G_0 (Gap)	Gewebsspezifische Aufgaben	2n2c

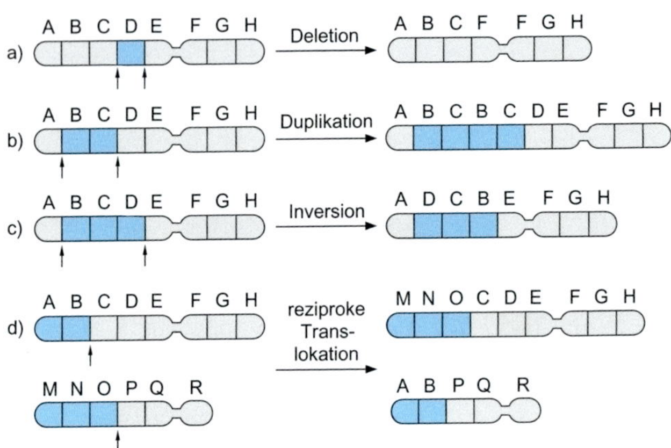

Abb. 1.14 Strukturelle Chromosomenaberrationen. [L253]

Molekulargenetik

Achte in der Abbildung vor allem auf die Unterschiede der einzelnen Basen, sodass du sie auch anhand ihrer Strukturformel erkennen könntest.

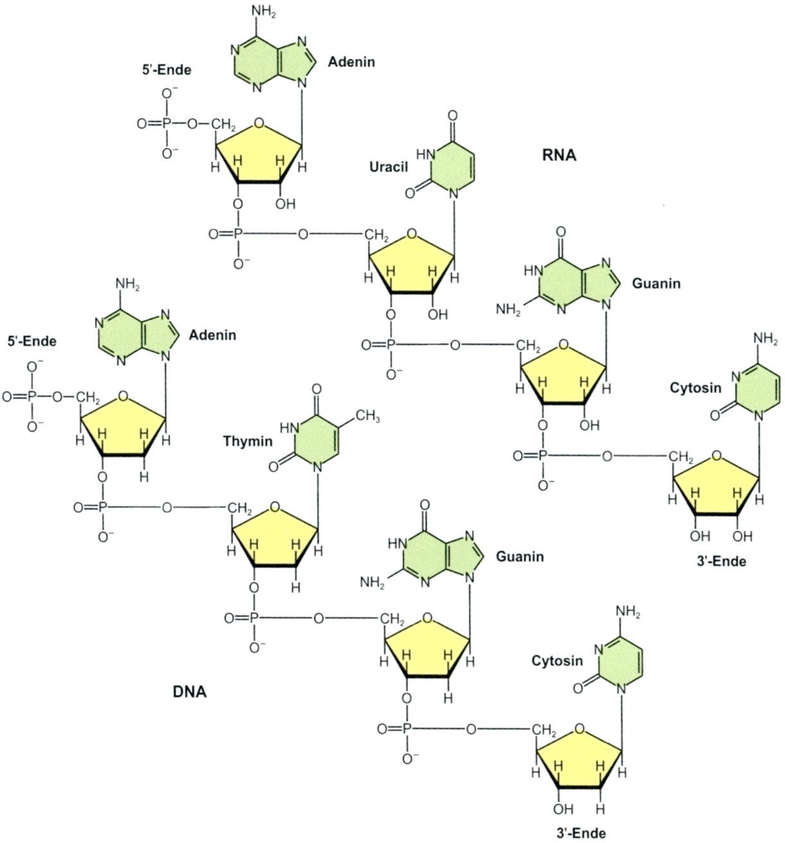

Abb. 1.15 Die Basen von DNA und RNA. [L253]

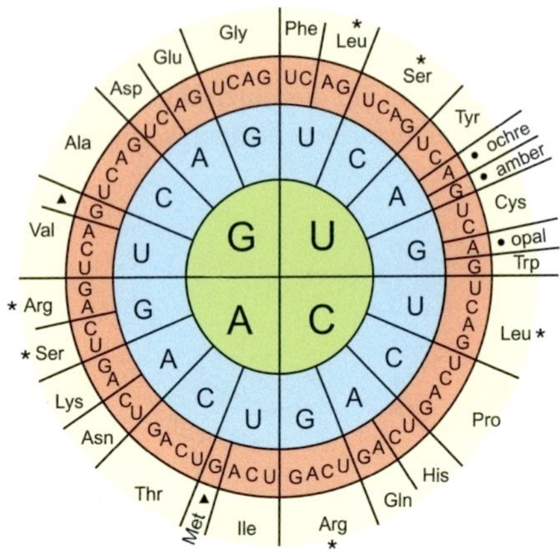

Abb. 1.16 Code-Sonne. Dreiecke kennzeichnen Startcodons, Punkte kennzeichnen Stoppcodons. Die Sternchen machen deutlich, dass die jeweiligen Aminosäuren durch unterschiedliche Codons, die sich in der ersten Base unterscheiden, codiert werden. [L253]

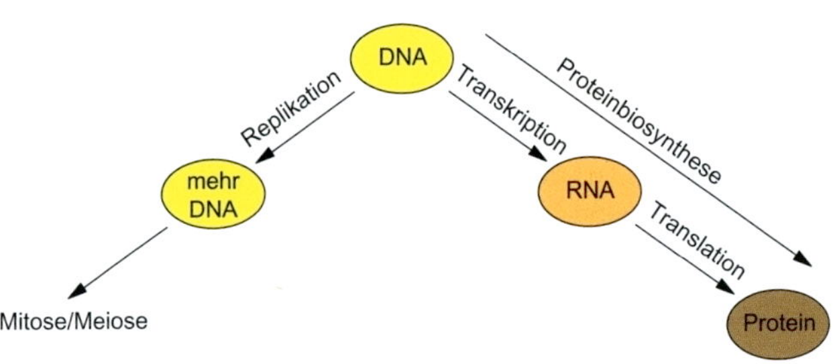

Abb. 1.17 Transkription, Translation und Replikation. [L253]

Die Entstehungsgeschichte des Lebens

Tab. 1.8 Klassifikation der Lebewesen anhand der Gattung Homo.

Domäne	Eukaryoten					Prokaryoten	Archaeen
Reich	Tiere			Pflanzen	Pilze		
Stammgruppe	Neumünder		Urmünder				
Stamm	Chordatiere						
Unterstamm	Wirbeltiere						
Klasse	Säugetiere	Vögel/ Reptilien/ Amphibien/ Fische					
Ordnung	Primaten						
Familie	Menschenaffen						
Unterfamilie	Homininae						
Gattung	Homo						

Ökologie

Tab. 1.9 Biotische und abiotische Umweltfaktoren.

Biotische Faktoren	**Abiotische Faktoren**
Konkurrenz innerhalb der Art	Wasser
Parasitismus	Licht
Räuber-Beute-Beziehung	Temperatur
Kommensalismus	Feuchtigkeit
Symbiose	Atmosphärenzusammensetzung
	Bodenzusammensetzung
	(Druck- und Schallwellen)
	(Gezeiten)

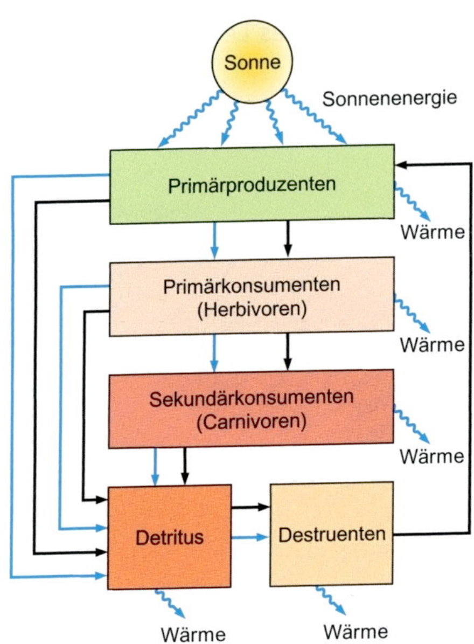

Abb. 1.18 Dynamik eines Ökosystems. [L253]

Immunbiologie

Tab. 1.10 Blutgruppen: Antigene und Antikörper*.

Eigene Blutgruppe:	Antikörper gegen:
A (40 %)	B
B (15 %)	A
AB (5 %)	Keine
0 (40 %)	A und B

* Die angegebene prozentuale Verteilung bezieht sich auf Deutschland bzw. Westeuropa.

II Chemie

Bau des Atoms

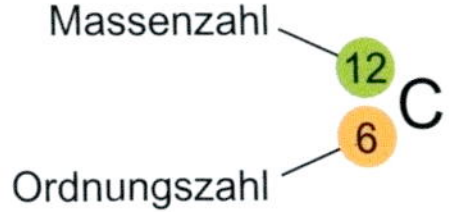

Abb. 2.1 Ordnungs- und Massenzahl beim Kohlenstoff. [L253]

Die Massenzahl ist immer die größere der beiden Zahlen, da für ihre Berechnung die Anzahl der Protonen (die der Ordnungszahl entspricht) und die der Neutronen addiert werden.

Tab. 2.1 Formeln zum Atom.		
Berechnung der maximalen Anzahl an Elektronen in einer Schale	$2 \times n^2$	*n:* Nummer der Schale Die Schalen werden von innen nach außen mit „1" beginnend nummeriert.

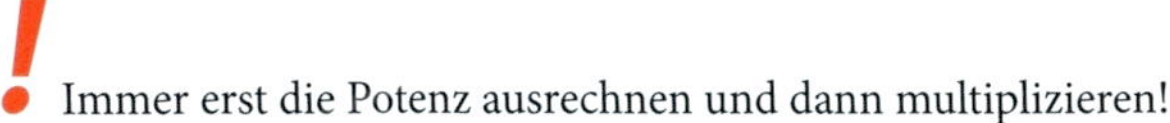

Immer erst die Potenz ausrechnen und dann multiplizieren!

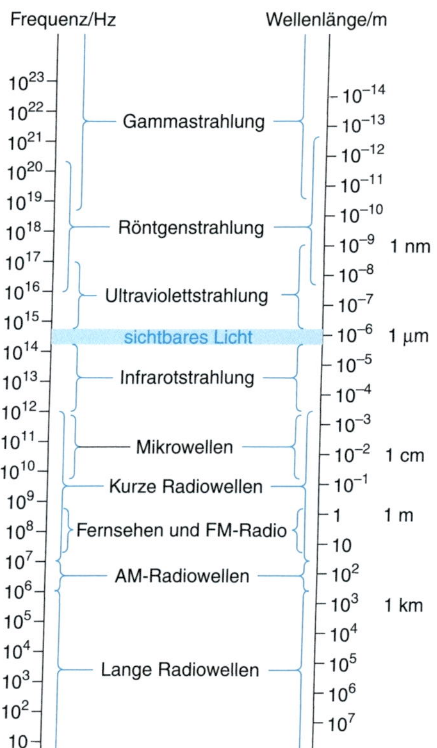

Abb. 2.2 Das elektromagnetische Spektrum. [L253]

Auch beim elektromagnetischen Spektrum geht es eher weniger um genaue Zahlenwerte als darum zu wissen, dass beispielsweise Mikrowellen energiereicher/kurzwelliger als Radiowellen und Strahlen des sichtbaren Licht wiederum kurzwelliger als Mikrowellen sind.

Tab. 2.2 Die Wellenlängen der Farben des sichtbaren Lichts.

Farbe	Wellenbereich
Rot	650–700 nm
Gelb	600 nm
Grün	500–550 nm
Blau	450 nm
Violett	420 nm

Die Gasgesetze

Tab. 2.3 Wichtige Konstanten beim Rechnen mit Gasen.

Volumen von einem Mol eines idealen Gases unter Normalbedingungen	22,4 l	Ideale Gase gibt es zwar nicht in der Realität, aber dafür sehr oft in Prüfungen!
Allgemeine Gaskonstante	8,31 J/(mol × K)	*K*

Tab. 2.4 Formeln beim Rechnen mit Gasen.

Molare Masse	$M = m/n$ [M]: g/mol	*m:* Masse *n:* Stoffmenge
Allgemeine Gasgleichung	$p \times V = n \times R \times T$ $p \times V/T = \text{konst.}$	*p:* Druck *V:* Volumen *n:* Stoffmenge *R:* Allgemeine Gaskonstante *T:* Temperatur Stoffmenge und Gaskonstante bleiben konstant
Isotherme Zustandsänderung (Gesetz von Boyle-Mariotte)	$p \times V = \text{konst.}$ $p \sim 1/V$ $p_1/p_2 = V_2/V_1$	*p:* Druck *V:* Volumen Je geringer das Volumen, in das man ein Gas quetscht, desto höher der Druck (vorausgesetzt, man hält die Temperatur konstant).
Isobare Zustandsänderung (1. Gesetz von Gay-Lussac)	$V/T = \text{konst.}$ $V_1/V_2 = T_1/T_2$	*V:* Volumen *T:* Temperatur Damit beim Erwärmen eines Gases der Druck konstant bleibt, muss man ihm ein größeres Volumen zur Verfügung stellen.
Isochore Zustandsänderung (2. Gesetz von Gay-Lussac, Gesetz von Amontons)	$p/T = \text{konst.}$ $p_1/p_2 = T_1/T_2$	*p:* Druck *T:* Temperatur Erhöhen wir die Temperatur eines Gases und halten das Volumen konstant, steigt der Druck.

Gerade bei komplizierten Gleichungen fragt man sich manchmal, ob man richtig umgeformt hat. Um das zu überprüfen, muss man einfach in die ursprüngliche Gleichung Zahlen einsetzen, die die Gleichung erfüllen, z. B.:

$$p \times V = n \times R \times T$$
$$2 \times 6 = 1 \times 3 \times 4$$
$$12 = 12$$

Wenn wir nun die Gleichung umformen, z. B. zu:

$$\frac{p}{n \times R} = \frac{T}{V}$$

muss, wenn wir die selben Zahlen für unsere Variablen einsetzen, wieder eine wahre Aussage entstehen:

$$\frac{2}{1 \times 3} = \frac{4}{6}$$

$$\frac{2}{3} = \frac{2}{3}$$

Zustandsformen der Materie

Tab. 2.5 Übergänge zwischen den Aggregatzuständen.

Ausgangszustand	Endzustand	Bezeichnung
Fest	Flüssig	Schmelzen
Flüssig	Gasförmig	Sieden
Fest	Gasförmig	Sublimation
Flüssig	Fest	Gefrieren/Erstarren
Gasförmig	Flüssig	Kondensieren
Gasförmig	Fest	Resublimation/Desublimation/Deposition

Periodensystem

Periodensystem siehe hintere Umschlaginnenseite

Tab. 2.6 Die Hauptgruppen des Periodensystems.

Hauptgruppe	Name
I	Alkalimetalle
II	Erdalkalimetalle
III	Borgruppe
IV	Kohlenstoff-Silizium-Gruppe
V	Stickstoff-Phosphor-Gruppe
VI	Chalkogene
VII	Halogene
VIII	Edelgase

Tab. 2.7 Die wichtigsten Isotope.	
Isotop	**Name und Besonderheit**
^{3}H	Tritium; sehr häufig
^{14}C	C14-Isotop; Radiokarbondatierung von Fossilien
^{99m}Tc	Technetium-99 m; Diagnostik in der Nuklearmedizin
^{123}I	Radiojod; Schilddrüsentestung, z. B. auf Tumore

Bindungen

Tab. 2.8 Bindungen.	
Benennungsregeln für Salze	• Kation mit deutscher Bezeichnung • Anion mit lateinischer Bezeichnung/Teil der lateinischen Bezeichnung • Endung meistens „id" • Aufpassen bei: – Übergangsmetallen (hier muss die Ladung der Kationen deutlich gemacht werden, z. B. FeO = Eisen(II)-oxid, gesprochen „Eisen-Zwei-Oxid") – Ionen, die sich aus mehreren Atomen zusammensetzen (haben ggf. andere Endung als „id", z. B. Sulfat)
Zweiatomige Gase	• Wasserstoff **(H)** • Stickstoff **(N)** • Sauerstoff **(O)** • Halogene

Eselsbrücke: **HNO** (Hals-Nasen-Ohrenarzt) und die Halogene sind zweiatomig, also **N**ie **O**hne **H**omie!

Grundlagen chemischer Reaktionen

Tab. 2.9 Wichtige Elemente mit ihren chemischen Symbolen und deren Herleitung.		
Element	**Symbol**	**Herleitung**
Wasserstoff	H	*(lat.)* **H**ydrogenium
Kohlenstoff	C	*(lat.)* **C**arboneum
Stickstoff	N	*(lat.)* **N**itrogenium
Sauerstoff	O	*(lat.)* **O**xygenium
Natrium	Na	*(arab.)* **Na**trun
Neon	Ne	*(altgr.)* **Ne**os
Gold	Au	*(lat.)* **Au**rum

Summenformel	Strukturformel	relative Molekülmasse
H_2	H–H H··H	2
HCl	H–$\overline{\underline{Cl}}$| H··Cl	36,3
H_2O Wasser	H–O–H H··O··H	18
CO_2 Kohlendioxid	O=C=O O::C::O	44
CH_4 Methan	H–C(H)(H)–H	16
NH_3 Ammoniak	H–N(H)–H	17
O_2	O=O	32
O_3 Ozon	O=O–O	48
N_2O Distickstoffoxid (Lachgas)	N=N=O ↔ |N≡N–O|	44
HCN Wasserstoffcyanid (Blausäure)	H–C≡N|	27

Abb. 2.3 Summen und Strukturformeln verschiedener Moleküle. Für die ersten vier Moleküle ist neben der Valenzstrichformel auch die Elektronenformel gegeben. [P605]

Es lohnt sich, die Strukturformeln dieser Moleküle auch im Hinblick auf die Chemie im Medizinstudium zu kennen.

Reaktionen

Die Knallgasreaktion:

$$2\,H_2 + O_2 \longrightarrow 2\,H_2O + \text{Energie}$$

Wasserstoff   Sauerstoff   Wasser

Gleichgewicht

Tab. 2.10 Gleichungen zum Massenwirkungsgesetz.		
Berechnung der Gleichgewichtskonstanten mit den Konzentrationen von Edukten und Produkten	$A + B \leftrightharpoons C + D$ $K=\frac{[C]\times[D]}{[A]\times[B]}$ $A + B \leftrightharpoons 2C + D$ $K=\frac{[C]^2\times[D]}{[A]\times[B]}$	*[A], [B]:* Konzentrationen der Edukte *[C], [D]:* Konzentrationen der Produkte Beachte, dass Koeffizienten in der Reaktionsgleichung zu Exponenten im Massenwirkungsgesetz werden.
Berechnung der Gleichgewichtskonstante mit den Geschwindigkeitskonstanten	$K=\frac{k^{hin}}{k^{rück}}$	k_{hin}: Geschwindigkeitskonstante der Hinreaktion $k_{rück}$:Geschwindigkeitskonstante der Rückreaktion Je stärker die Tendenz der Hinreaktion, schnell abzulaufen (k_{hin} ist groß), desto mehr kommt das Gleichgewicht auf der Produktseite zu liegen.
Reaktionsgeschwindigkeit als Abnahme der Eduktkonzentration über die Zeit	$v=\frac{dc_p}{dt}$	dc_p: Änderung der Produktkonzentration *dt:* Änderung der Zeit Wenn viel Produkt in kurzer Zeit gebildet wird, ist die Reaktionsgeschwindigkeit folglich hoch. Statt „dt" könnte man auch „Δt" schreiben – beides bezeichnet die Differenz.
Reaktionsgeschwindigkeit als Zunahme der Produktkonzentration über die Zeit	$v=\frac{-dc_a}{dt}$	dc_A: Änderung der Eduktkonzentration *dt:* Änderung der Zeit Wenn viel Edukt in kurzer Zeit verbraucht wird, ist die Reaktionsgeschwindigkeit hoch. Da der Verbrauch von Edukten einer negativen Änderung der Eduktkonzentration entspricht, braucht es das zusätzliche Minus in der Formel, damit die Reaktionsgeschwindigkeit wieder positiv ist.

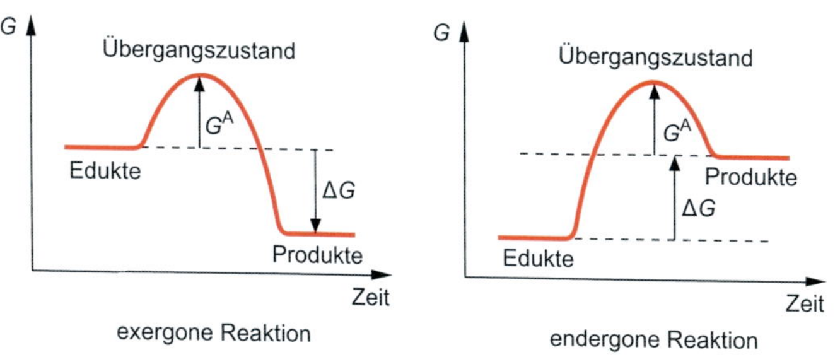

Abb. 2.4 Energieprofile von exergonen und endergonen Reaktionen. [L253]

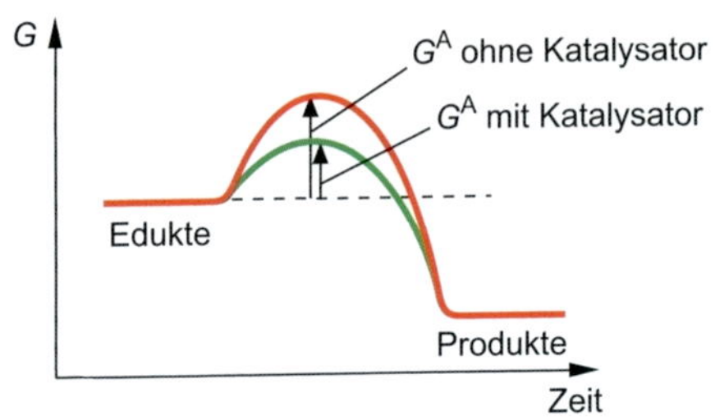

Abb. 2.5 Energieprofile mit und ohne Katalysator. [L253]

Tab. 2.11 Gleichungen zur Bestimmung der Gibbs-Energie.		
Gibbs-Helmholtz-Gleichung	$\Delta G = \Delta H - T \times \Delta S$	ΔH: Änderung der Enthalpie T: Temperatur ΔS: Änderung der Entropie

Eselsbrücke: **G**roße **H**ummer **t**anken **S**prit.

Besondere Elemente und Moleküle

Tab. 2.12 Massenanteile der wichtigsten Hauptgruppenelemente im menschlichen Körper.		
Element	**Symbol**	**Anteil in %**
Sauerstoff	O	65
Wasserstoff	H	18
Kohlenstoff	C	10
Stickstoff	N	3
Kalzium	Ca	1,5
Phosphor	P	1,0
Schwefel	S	0,25
Kalium	K	0,20
Natrium	Na	0,15
Chlor	Cl	0,15
Magnesium	Mg	0,05
Andere		0,70

Tab. 2.13 Spurenelemente und einige ihrer Funktionen im menschlichen Körper (geschätzt für einen 70 kg schweren Erwachsenen).			
Element	**Symbol**	**Menge**	**Funktion**
Eisen	Fe	4–5 g	• O_2-Transport im Hämoglobin • Wichtig bei Redoxvorgängen in der Zelle (Cytochrome)
Zink	Zn	1,4–2,3 g	• Wachstum, Reifung, • DNA- und RNA-Synthese • Hormonsystem (z. B. in der Speicherform des Insulins enthalten)
Kupfer	Cu	75–150 mg	• Bestandteil vieler Oxidasen • Beteiligt bei der Melaninsynthese
Mangan	Mn	12–20 mg	• Bildung von Kollagen und Glykoaminoglykanen • Blutgerinnung (das Fehlen von Mn verlängert die Prothrombinzeit)
Selen	Se	12–14 mg	• Als Selenocystein in Glutathionperoxidase
Iod	I	8–12 mg	• Schilddrüsenhormone • Reifung des Nervensystems
Molybdän	Mo	5–9 mg	• Atmungskette • Bestandteil der Flavoproteine • Xanthin-Oxidase
Cobalt	Co	1–1,5 mg	• Bestandteil von Cobalamin (Vitamin B_{12})
Chrom	Cr	0,6–1,4 mg	• Phosphoglucomutase • Insulinwirkung

Auch hier gilt: Die beiden Tabellen oben nicht komplett auswendig lernen, sondern v. a. merken, von welchen Stoffen viel im Körper vorkommt.

Tab. 2.14 Reaktionsgleichung der Kohlensäure		
Bildung von Kohlensäure	$CO_2 + H_2O \leftrightharpoons H_2CO_3$	*CO_2:* Kohlenstoffdioxid *H_2O:* Wasser *H_2CO_3:* Kohlensäure

Kohlensäure (HO–C(=O)–OH) Harnstoff (H_2N–C(=O)–NH_2) Guanidin (H_2N–C(=NH)–NH_2)

Abb. 2.6 Strukturformeln von Kohlensäure und Harnstoff. [P605]

Tab. 2.15 Gleichungen zum Rechnen mit Säuren und Basen.		
Autoprotolyse von Wasser	$H_2O + H_2O \rightleftarrows H_3O^+ + OH^-$ $K = \frac{[H_3O^+] \times [OH^-]}{[H_2O]^2}$	*$[H_2O]$:* Konzentration von Wasser *$[H_3O^+]$:* Konzentration der Oxonium-Ionen *$[OH^-]$:* Konzentration der Hydroxid-Ionen
Beziehung von pH und pOH	pH + pOH = 14 $pH = -\log_{10}[H_3O^+]$ $pOH = -\log_{10}[OH^-]$	*pOH:* Negativer dekadischer Logarithmus der Hydroxid-Ionen-Konzentration *pH:* Negativer dekadischer Logarithmus der Oxonium-Ionen-Konzentration
pH einer starken Säure in Wasser	pH = –log([Säure])	Der pH einer starken Säure in Wasser berechnet sich als negativer dekadischer Logarithmus der Säurekonzentration.
pOH einer starken Base in Wasser	pOH = –log([Base])	Der pOH einer starken Base in Wasser berechnet sich als negativer dekadischer Logarithmus der Basenkonzentration.
pH einer schwachen Säure in Wasser	pH = 0,5 × (pK_S – log([Säure])	Da schwache Säuren nicht komplett in Wasser dissoziieren, braucht es hier eine andere Formel.
pH einer schwachen Base in Wasser	pOH = 0,5 × (pK_B – log([Base])	Da schwache Basen nicht komplett in Wasser dissoziieren, braucht es hier eine andere Formel.
Beispiel einer Neutralisation	$HCl + NaOH \rightleftharpoons NaCl + H_2O$	*HCl:* Chlorwasserstoff *NaOH:* Natriumhydroxid *NaCl:* Natriumchlorid *H_2O:* Wasser Säure und Base reagieren zu Salz und Wasser.

Tab. 2.16 Wichtige Säuren mit Namen, Formeln und ihren Anionen.

Säure	Summenformel	Strukturformel	Protonigkeit	Anionen	
Chlorwasserstoff (Salzsäure)	HCl	H–Cl	Einprotonig	Cl^-	Chlorid
Salpetersäure	HNO_3	$O=N^+(OH)-O^-$		NO_3^-	Nitrat
Essigsäure	$C_2H_4O_2$	CH_3-COOH		CH_3-COO^-	Acetat
Blausäure	HCN	$H-C\equiv N$		CN^-	Cyanid
Schwefelsäure	H_2SO_4	HO–S(=O)(=O)–OH	Zweiprotonig	HSO_4^-	Hydrogensulfat
				SO_4^{2-}	Sulfat
Schwefelwasserstoff	H_2S	H–S–H		HS^-	Hydrogensulfid
				S^{2-}	Sulfid
Kohlensäure	H_2CO_3	HO–C(=O)–OH		HCO_3^-	Hydrogencarbonat
				CO_3^{2-}	Carbonat
Oxalsäure	$C_2H_2O_4$	COOH–COOH		COO^-–COO^-	Oxalat
Phosphorsäure	H_3PO_4	HO–P(=O)(–O)–OH	Dreiprotonig	$H_2PO_4^-$	Dihydrogenphosphat (primäres Phosphat)
				HPO_4^{2-}	Hydrogenphosphat (sekundäres Phosphat)
				PO_4^{3-}	Phosphat (tertiäres Phosphat)
Zitronensäure	$C_6H_8O_7$	CH_2–COOH / HO–C–COOH / CH_2–COOH		CH_2–COO^- / HO–C–COO^- / CH_2–COO^-	Zitrat

Säurecharakter		pK_S	Säure/konjugierte Base	
stark	Zunahme der Säurestärke ↑	– 6	HCl/Cl^-	Chlorwasserstoff/Chlorid
		– 3	H_2SO_4/HSO_4^-	Schwefelsäure/Hydrogensulfat
		– 1,7	H_3O^+/H_2O	Hydroniumion/Wasser
		– 1,3	HNO_3/NO_3^-	Salpetersäure/Nitrat
mittelstark		1,9	HSO_4^-/SO_4^{2-}	Hydrogensulfat/Sulfat
		2,0	$H_3PO_4/H_2PO_4^-$	Phosphorsäure/Dihydrogenphosphat
schwach		4,8	CH_3COOH/CH_3COO^-	Essigsäure/Acetat
		6,4	CO_2/HCO_3^-	Kohlendioxid/Hydrogencarbonat
		7,1	H_2S/SH^-	Schwefelwasserstoff/Hydrogensulfid
		7,2	$H_2PO_4^-/HPO_4^{2-}$	Dihydrogenphosphat/Hydrogenphosphat
sehr schwach		9,2	NH_4^+/NH_3	Ammoniumion/Ammoniak
		9,4	HCN/CN^-	Blausäure/Cyanid
		10,4	HCO_3^-/CO_3^{2-}	Hydrogencarbonat/Carbonat
		12,3	HPO_4^{2-}/PO_4^{3-}	Hydrogenphosphat/Phosphat
		15,7	H_2O $/OH^-$	Wasser/Hydroxidion

Abb. 2.7 pK_S-Werte einiger Säuren, gemessen bei 25 °C. [L253]

Auch hier sollte man keine Zahlenwerte auswendig lernen, aber die Säuren, die einem öfter begegnen, grob als stark oder schwach einordnen können.
Die Summenformeln der Salze werden dagegen im MedAT teilweise explizit geprüft – hier lohnt sich genaues Lernen!

Tab. 2.17 Salze bzw. Ester verschiedener Säuren und ihre Summenformeln.

Salz bzw. Ester	Summenformel	Säure
Bromid-Ion	Br^-	Bromwasserstoffsäure (HBr)
Carbonat-Ion	CO_3^{2-}	Kohlensäure (H_2CO_3)
Chlorid-Ion	Cl^-	Salzsäure (HCl)
Nitrat-Ion	NO_3^-	Salpetersäure (HNO_3)
Nitrit-Ion	NO_2^-	Salpetrige Säure (HNO_2)
Phosphat-Ion	PO_4^{3-}	Orthophosphorsäure (H_3PO_4)
Sulfat-Ion	SO_4^{2-}	Schwefelsäure (H_2SO_4)
Sulfit-Ion	SO_3^{2-}	Schweflige Säure (H_2SO_3)
Sulfid-Ion	S^{2-}	Schwefelwasserstoff (H_2S)

Reduktions-Oxidations-Reaktionen

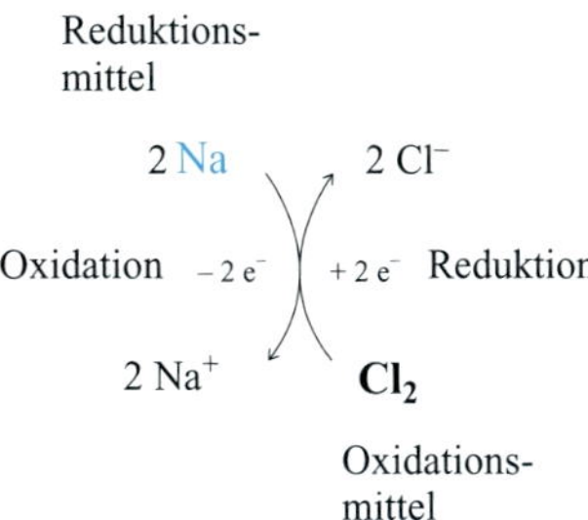

Abb. 2.8 Eine Veranschaulichung der Begriffe Reduktion, Oxidation, Reduktions- und Oxidationsmittel am Beispiel von Natrium und Chlor. [P605]

	Ox			Red		E^0 (Volt)
geringe Oxidationskraft					hohe Reduktionskraft	
	Na^+	+ e^-	⇄	Na		−2,71
	Mg^{2+}	+ 2 e^-	⇄	Mg		−2,40
	Zn^{2+}	+ 2 e^-	⇄	Zn		−0,76
	Fe^{2+}	+ 2 e^-	⇄	Fe		−0,44
	2 H_3O^+	+ 2 e^-	⇄	H_2 + 2 H_2O		0,00
	Cu^{2+}	+ 2 e^-	⇄	Cu		+0,35
	I_2	+ 2 e^-	⇄	2 I^-		+0,58
	Chinon + 2 H_2O^+	+ 2 e^-	⇄	Hydrochinon + 2 H_2O		+0,70
	Fe^{3+}	+ e^-	⇄	Fe^{2+}		+0,77
	Ag^+	+ e^-	⇄	Ag		+0,81
	Hg^{2+}	+ 2 e^-	⇄	Hg		+0,86
	O_2 + 4 H_3O^+	+ 4 e^-	⇄	2 H_2O + 4 H_2O		+1,24
	Cl_2	+ 2 e^-	⇄	2 Cl^-		+1,36
	F_2	+ 2 e^-	⇄	2 F^-		+2,86
hohe Oxidationskraft					geringe Reduktionskraft	

Abb. 2.9 Wichtige Elemente der Spannungsreihe. [L253]

Organik

Tab. 2.18 Reaktionsgleichungen von Verbrennungen.

Vollständige Verbrennung	$CH_4 + 2O_2 \rightarrow CO_2 + 2H_2O$	Bei der vollständigen Verbrennung entstehen nur Wasser und Kohlenstoffdioxid.
Unvollständige Verbrennung	$CH_4 + O_2 \rightarrow C + 2H_2O$	Bei der unvollständigen Verbrennung entsteht in diesem Beispiel elementarer Kohlenstoff, der z. B. als Ruß sichtbar wird.

Tab. 2.19 Kohlenstoffatome.

Primäres Kohlenstoffatom	H | C–C–H | H	Ein primäres Kohlenstoffatom ist an ein weiteres Kohlenstoffatom gebunden.
Sekundäres Kohlenstoffatom	H | C–C–C | H	Ein sekundäres Kohlenstoffatom ist an zwei weitere Kohlenstoffatome gebunden.
Tertiäres Kohlenstoffatom	H | C–C–C | C	Ein tertiäres Kohlenstoffatom ist an drei weitere Kohlenstoffatome gebunden.
Quartäres Kohlenstoffatom	C | C–C–C | C	Ein quartäres Kohlenstoffatom ist an vier weitere Kohlenstoffatome gebunden.

Tab. 2.20 Homologe Reihe der Alkane.

Name	**Summenformel**	**Siedepunkt bei Normaldruck in °C**
Methan	CH_4	–162
Ethan	C_2H_6	–89
Propan	C_3H_8	–42
Butan	C_4H_{10}	0
Pentan	C_5H_{12}	36
Hexan	C_6H_{14}	69
Heptan	C_7H_{16}	98
Octan	C_8H_{18}	126

Aus → Tab. 2.20 sollte man vor allem die Bezeichnungen der Alkane mitnehmen, die man leicht an organische Moleküle mit anderen funktionellen Gruppen anpassen kann.

Tab. 2.21 Allgemeine Summenformeln.	
Alkane	C_nH_{2n+2}
Cycloalkane	C_nH_{2n}
Alkene	C_nH_{2n}
Alkine	C_nH_{2n-2}

–C–OH **Alkohol**

R–SH **Thioalkohol**

R–C(=O)–R **Carbonylgruppe Aldehyd/Keton**

R–C(=O)–OH **Carbonsäure**

R–C(=O)–NH_2 **Säureamid**

R–X–O–X–R **Ether**

R–X–O–X(=O)–R **Ester**

R–X(=O)–O–X(=O)–R **Säureanhydrid**

R–X–S–X(=O)–R **Thioester**

R–S–S–R **Disulfid**

R–X–O–X(OH)–R **Halbacetal**

R–X–O–X(O–R)–R **Vollacetal**

R–C(H)=C(OH)–R **Enol**

R–C(HO)=C(OH)–R **Endiol**

R–C(R)=N–R **Schiff'sche Base**

Abb. 2.10 Funktionelle Gruppen [L253]

Tab. 2.22 Primäre, sekundäre und tertiäre Alkohole.		
Primärer Alkohol	H R–C–OH H	Bei primären Alkoholen ist das Kohlenstoffatom, das die Hydroxygruppe trägt, nur an ein weiteres Kohlenstoffatom gebunden.
Sekundärer Alkohol	R R–C–OH H	Bei sekundären Alkoholen ist das Kohlenstoffatom, das die Hydroxygruppe trägt, an zwei weitere Kohlenstoffatome gebunden.
Tertiärer Alkohol	R R–C–OH R	Bei tertiären Alkoholen ist das Kohlenstoffatom, das die Hydroxygruppe trägt, an drei weitere Kohlenstoffatome gebunden.

Tab. 2.23 Primäre, sekundäre und tertiäre Amine.		
Primäres Amin	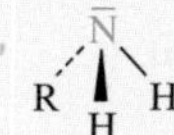	Bei primären Aminen ist das Stickstoffatom nur an ein weiteres Kohlenstoffatom gebunden.
Sekundäres Amin	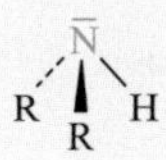	Bei sekundären Aminen ist das Stickstoffatom an zwei weitere Kohlenstoffatome gebunden.
Tertiäres Amin	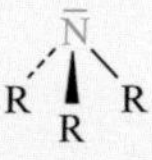	Bei tertiären Aminen ist das Stickstoffatom an drei weitere Kohlenstoffatome gebunden.

Substanzen der Natur

Tab. 2.24 Nomenklatur der Kohlenhydrate.	
3 C-Atome	Triose
4 C-Atome	Tetrose
5 C-Atome	Pentose (z. B. Ribose)
6 C-Atome	Hexose (z. B. Glucose)

Tab. 2.25 Disaccharide, ihre Bestandteile und deren Verknüpfung.		
Lactose	Galaktose + Glucose	β-1,4-glykosidisch
Maltose	Glucose + Glucose	α-1,4-glykosidisch
Saccharose	Glucose + Fructose	α,β-1,2-glykosidisch

neutral

Glycin (Gly; G) | L-Alanin (Ala; A) | L-Valin (Val; V) | L-Leucin (Leu; L) | L-Isoleucin (Ile; I) | L-Serin (Ser; S) | L-Threonin (Thr; T)

sauer und Säureamide

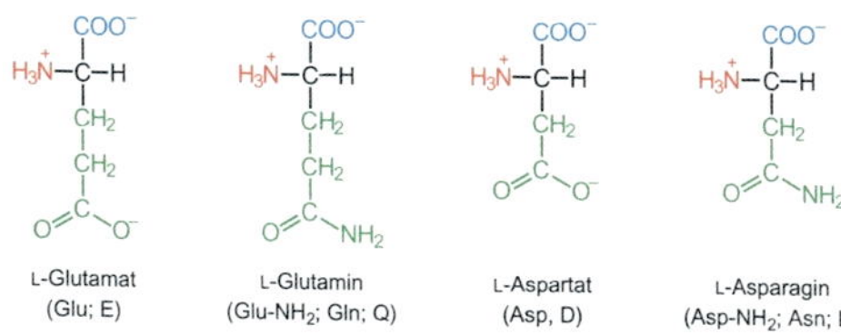

basisch

schwefelhaltig

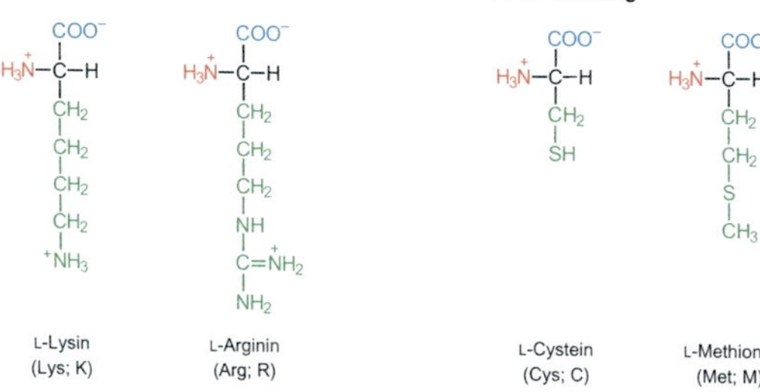

Aromatische und heterocyclische Aminosäuren

L-Phenylalanin (Phe, F) | L-Tyrosin (Tyr; Y) | L-Tryptophan (Trp; W) | L-Prolin (Pro; P) | L-Histidin (Imidazolylalanin) (His; H)

Abb. 2.11 Proteinogene Aminosäuren. [L253]

Tab. 2.26 Struktur eines Proteins und wie sie vermittelt wird.	
Primärstruktur	Sequenz der Aminosäuren
Sekundärstruktur	Wasserstoffbrückenbindungen zwischen Hauptkettenatomen
Tertiärstruktur	Wechselwirkungen zwischen Seitenketten (z. B. hydrophobe Wechselwirkungen/Wasserstoffbrücken/elektrostatische Anziehungskräfte)
Quartärstruktur	Zusammenlagerung von Proteineinheiten

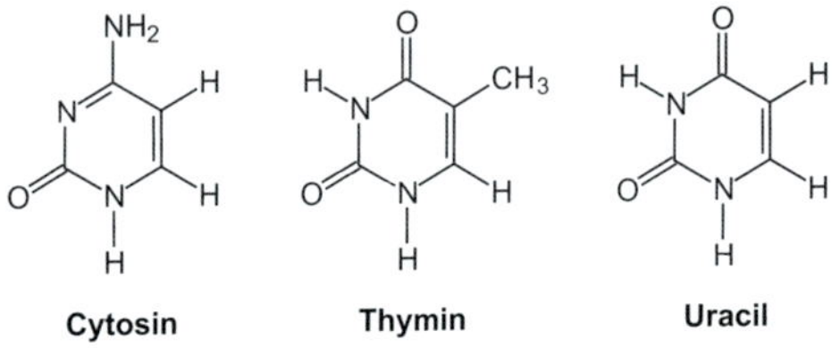

Cytosin Thymin Uracil

Abb. 2.12 Pyrimidinbasen. [L253]

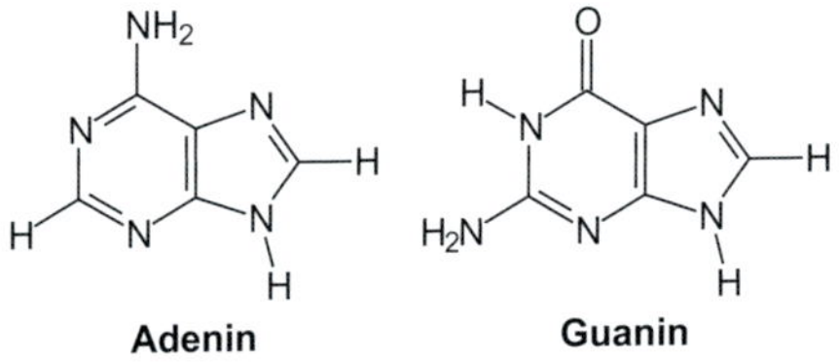

Adenin Guanin

Abb. 2.13 Purinbasen. [P605]

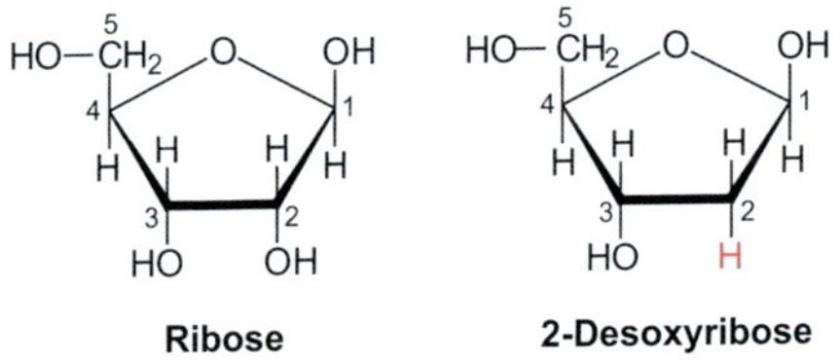

Ribose 2-Desoxyribose

Abb. 2.14 Ribose und 2-Desoxyribose. [L253]

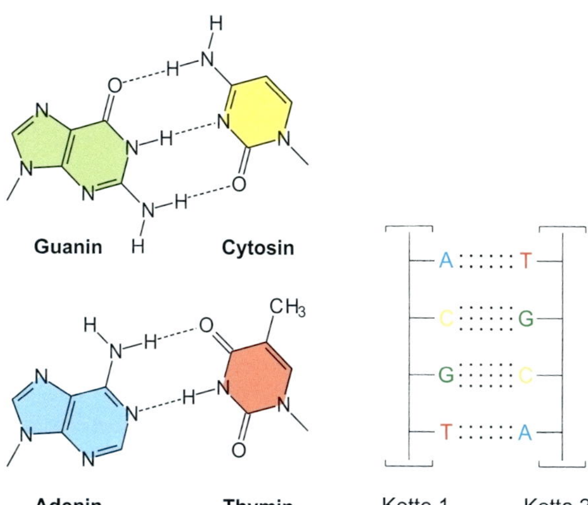

Abb. 2.15 Basenpaarung in der DNA. [L253]

Tab. 2.27 Übersicht der Vitamine.

Vitamin	Name	Löslichkeit	Funktion	Krankheitsbild bei Mangel
A	Retinol	Fett	Dunkelsehen, Zellwachstum u. a.	• Nachtblindheit • Xerophthalmie • Infektanfälligkeit
D	Cholecalciferol	Fett	Kalziumhaushalt und Knochenmineralisierung	• Rachitis • Osteomalazie
E	Tocopherol	Fett	Antioxidans	–
K	Phyllochinon/ Menachinon	Fett	Carboxylierungen der Gerinnungsfaktoren II, XII, IX und X sowie Protein C und S	• Störung der Blutgerinnung
B_1	Thiamin	Wasser	Decarboxylierungen	• Beri-Beri • Wernicke-Korsakow
B_2	Riboflavin	Wasser	Elektronenübertragungen als prosthetische Gruppe FMN oder FAD	–
B_3	Niacin	Wasser	Elektronenübertragungen als Cofaktor NAD oder NADP	• Pellagra

Tab. 2.27 Übersicht der Vitamine. *(Forts.)*				
Vitamin	**Name**	**Löslichkeit**	**Funktion**	**Krankheitsbild bei Mangel**
B_5	Pantothensäure	Wasser	Bestandteil von Coenzym A	–
B_6	Pyridoxin	Wasser	Transaminierung und Decarboxylierung v. a. im Aminosäurenstoffwechsel als Pyridoxalphosphat (PALP)	–
B_9	Folsäure	Wasser	Übertragungen von Methyl- und Methylengruppen	• Makrozytäre/hyperchrome Anämie • Neuralrohrdefekte beim Embryo
B_{12}	Cobalamin	Wasser	Isomerisierungen	• Perniziöse (makrozytäre/hyperchrome) Anämie • Funikuläre Myelose (ZNS-Schädigung)
C	Ascorbinsäure	Wasser	Antioxidans	• Skorbut
H	Biotin	Wasser	Carboxylierung	• Diverse (z. B. Hautdefekte, Depression, Haarausfall)

Obligatorischer Merkspruch: Die Vitamine **ADEK** bzw. **EDeKA** – Die Vitamine **E**, **D**, **K** und **A** sind fettlöslich.

III Physik

Physikalische Größen, Einheiten und Definitionen

Tab. 3.1 Vektoren und Skalare.

Skalar	Zahlenwert (+ Einheit), z. B. Masse
Vektor	Zahlenwert (+ Einheit) + Richtung, z. B. Beschleunigung

Tab. 3.2 SI-Basisgrößen.

SI-Basisgröße (Formelzeichen)	Einheit
Länge (l)	Meter (m)
Masse (m)	Kilogramm (kg)
Zeit (t)	Sekunde (s)
Stromstärke (I)	Ampere (A)
Temperatur (T)	Kelvin (K)
Stoffmenge (n)	Mol (mol)
Lichtstärke (IV)	Candela (cd)

Tab. 3.3 Wichtige Präfixe (weniger wichtige in Klammern).

Präfix	Symbol	Faktor
Giga	G	10^9
Mega	M	10^6
Kilo	k	10^3
(Hekto)	h	10^2
(Deka)	da	10^1
–		$10^0 = 1$
Dezi	d	10^{-1}
Zenti	c	10^{-2}
Milli	m	10^{-3}
Mikro	µ	10^{-6}
Nano	n	10^{-9}
Piko	p	10^{-12}
Femto	f	10^{-15}
(Atto)	a	10^{-18}

Tab. 3.4 Translationsbewegungen.		
Geschwindigkeit	$v = \frac{\Delta s}{\Delta t}$ [v]: m/s	*Δs:* Änderung der Strecke *Δt:* Änderung der Zeit Wird eine große Strecke in kurzer Zeit zurückgelegt, ist die Geschwindigkeit hoch.
Beschleunigung	$a = \frac{\Delta v}{\Delta t}$ [a]: m/s^2	*Δv:* Änderung der Geschwindigkeit *Δt:* Änderung der Zeit Ändert sich die Geschwindigkeit in kurzer Zeit stark, ist die Beschleunigung hoch.
Endgeschwindigkeit bei konstanter Beschleunigung	$v = v_0 + a \times t$ [v]: m/s	v_0: Ausgangsgeschwindigkeit *a:* Beschleunigung *t:* Zeitraum, über den beschleunigt wird Hohe Ausgangsgeschwindigkeit und starke Beschleunigung über langen Zeitraum → hohe Geschwindigkeit

Tab. 3.5 Kräfte.		
Kraft	$F = m \times a$ $[F] : N = kg \times \frac{m}{s^2}$	*m:* Masse *a:* Beschleunigung Um einen schweren Körper stark zu beschleunigen, muss viel Kraft aufgewendet werden.
Gravitation	$F_G = G \frac{m_1 \times m_2}{r^2}$ $[F_G] : N = kg \times \frac{m}{s^2}$	*G:* Gravitationskonstante ($6{,}7\ N \times m^2/kg^2$) m_1: Masse von Körper 1 m_2: Masse von Körper 2 *r:* Abstand der beiden Körper voneinander Wenn zwei sehr schwere Körper sehr nah beieinander sind, üben sie starke Gravitationskräfte aufeinander aus.
Schwerkraft	$F_G = m \times g$ $[F_G] : N = kg \times \frac{m}{s^2}$	*m:* Masse des beschleunigten Körpers *g:* Ortsfaktor/Fallbeschleunigung (auf der Erde $9{,}81\ m/s^2$)

Tab. 3.6 Rotationsbewegungen.		
Bahngeschwindigkeit	$v = \omega \times r$ [v]: m/s	*ω:* Winkelgeschwindigkeit in rad/s *r:* Radius Objekte, die sich weit entfernt vom Zentrum einer Rotation bewegen, haben eine höhere Bahngeschwindigkeit.
Winkelgeschwindigkeit	$\omega = 2\pi/T = 2\pi \times f$ $[\omega]$: rad/s	*T:* Periodendauer (Dauer eines Umlaufs) *f:* Frequenz (Anzahl der Umläufe pro Sekunde)
Zentripetalkraft	$F_{ZP} = m \times r \times \omega^2$ $[F_{ZP}] : N = kg \times \frac{m}{s^2}$	*m:* Masse des Objekts *r:* Radius *ω:* Winkelgeschwindigkeit in rad/s Wenn sich ein schweres Objekt weit entfernt vom Zentrum einer Rotation mit hoher Winkelgeschwindigkeit bewegt, erfährt es eine hohe Zentripetalkraft.
Drehmoment	$M = F \times l$ [M]: $N \times m = kg \times m^2/s^2$	*F:* Kraft, die am Hebelarm ansetzt *l:* Länge des Hebelarms Wenn wir mit viel Kraft und einem langen Hebelarm arbeiten, erzeugen wir ein hohes Drehmoment. Beispiel: Eine Brechstange.
Hebelgesetz	$M_{ges} = M_1 + M_2 + M_3 \ldots$ $[M_{ges}]$: $N \times m = kg \times m^2/s^2$	Das Gesamtdrehmoment am Drehpunkt berechnet sich aus der Summe aller angreifenden Drehmomente.

! Bitte beachten: Drehmomente, die in verschiedene Richtungen zeigen, müssen natürlich unterschiedliche Vorzeichen haben.

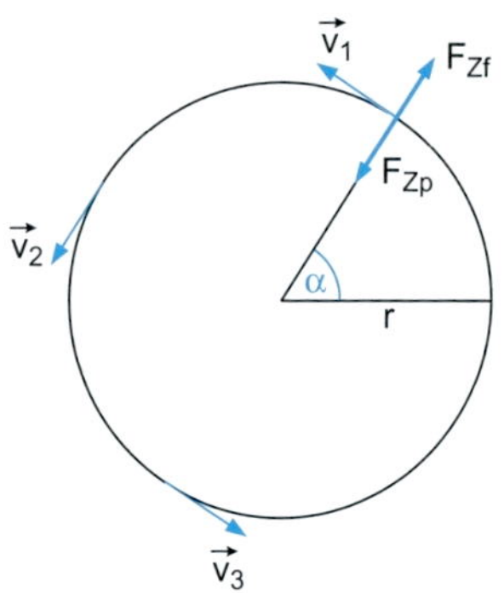

Abb. 3.1 Kreisbewegung, Zentripetalkraft (F_{Zp}) und Zentrifugalkraft (F_{Zf}). [L253]

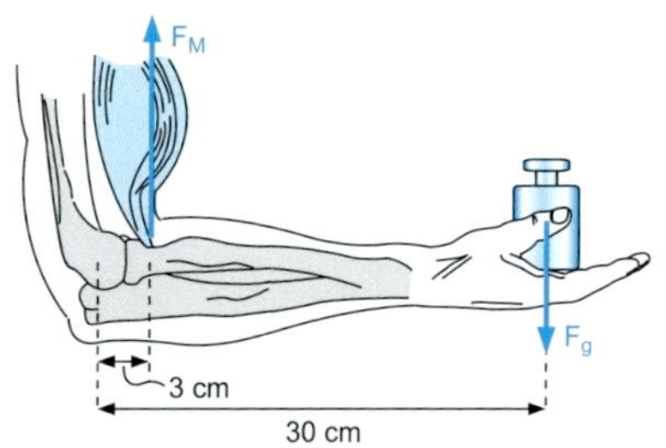

Abb. 3.2 Einarmiger Hebel am Beispiel des Unterarms. Bizeps und Gewicht erzeugen unterschiedliche Drehmomente. [L253]

Tab. 3.7 Energie, Arbeit, Leistung und Impuls.		
Arbeit	$W = F \times s$ [W]: $J = N \times m = kg \times m^2/s^2$	*F:* Kraft *s:* Bewegte Strecke Logisch: Wenn man einen Gegenstand unter Aufwendung von viel Kraft über eine weite Strecke bewegt, verrichtet man viel Arbeit.
Leistung	$P = \Delta W/\Delta t$ [P]: $W = J/s = kg \times m^2/s^3$	*W:* Verrichtete Arbeit *t:* Zeit, in der die Arbeit verrichtet wurde Wenn viel Arbeit in geringer Zeit verrichtet wird, erbringt man eine hohe Leistung.

Tab. 3.7 Energie, Arbeit, Leistung und Impuls. *(Forts.)*

Potenzielle Energie/ Höhenenergie	$E_{H/Pot} = m \times g \times h$ $[E_H]$: J = N × m = kg × m²/s²	*m:* Masse des Körpers *g:* Ortsfaktor/Fallbeschleunigung (auf der Erde 9,81 m/s²) *h:* Höhe des Körpers/potenzielle Fallhöhe Ein schwerer Körper in großer Höhe hat eine hohe potenzielle Energie, die er, wenn er fällt, freisetzen kann.
Kinetische Energie/Bewegungsenergie	$E_{Kin} = ½ \times m \times v^2$ $[E_{Kin}]$: J = N × m = kg × m²/s²	*m:* Masse des Körpers *v:* Geschwindigkeit des Körpers Ein schwerer Körper, der sich schnell bewegt, hat viel potenzielle Energie.
Impuls	$p = m \times v$ [p]: kg × m/s	*m:* Masse des Körpers *v:* Geschwindigkeit des Körpers Ein schwerer Körper, der sich schnell bewegt, hat einen hohen Impuls.
Impulserhaltungssatz	$p_1 + p_2 + p_3 \ldots = p_{ges}$ = konst.	Die Summe der Impulse von Körpern in einem geschlossenen System ist konstant.

Tab. 3.8 Reibung.

Reibung (Festkörper)	$F_R = \mu \times F_N$ $[F_R] : N = kg \times \frac{m}{s^2}$	*µ:* Reibungskoeffizient (abhängig von Materialien) F_N: Normalkraft (Kraftkomponente, die Körper senkrecht auf Unterlage drückt). In der Horizontalen entspricht die Normalkraft der Gewichtskraft.

Tab. 3.9 Mechanik von Flüssigkeiten.

Druck	$p = F/A$ [p]: Pa = N/m² = kg/m × s²	*F:* Kraft, die senkrecht auf die Fläche A wirkt *A:* Fläche, auf die die Kraft A wirkt Wenn viel Kraft auf eine kleine Fläche wirkt, ist der Druck hoch.
Hydrostatischer Druck	$p = \rho_{Fl} \times g \times h$ [p]: Pa = N/m² = kg/m × s²	ρ_{Fl}: Dichte der Flüssigkeit *g:* Ortsfaktor/Fallbeschleunigung (auf der Erde 9,81 m/s²) *h:* Höhe der Flüssigkeitssäule/ Eintauchtiefe des Körpers In großer Tiefe herrscht ein hoher hydrostatischer Druck.

Tab. 3.9 Mechanik von Flüssigkeiten. *(Forts.)*		
Dichte	$\rho = m/V$ $[\rho]$: kg/m^3	*m:* Masse des Körpers *V:* Volumen des Körpers Kleine Körper, die trotzdem eine große Masse besitzen, haben eine hohe Dichte.
Auftriebskraft	$F_A = g \times m_{Fl} = g \times V_K \times \rho_{Fl}$ $[F_A] : N = kg \times \frac{m}{s^2}$	*g:* Ortsfaktor/Fallbeschleunigung (auf der Erde 9,81 m/s^2) m_{Fl}: Masse der verdrängten Flüssigkeit ρ_{Fl}: Dichte der verdrängten Flüssigkeit V_K: Volumen des Körpers Ein Körper erfährt eine starke Auftriebskraft, wenn er ein großes Volumen besitzt und in eine Flüssigkeit mit hoher Dichte getaucht wird. Ob er schwimmt, hängt aber noch von seiner eigenen Dichte ab.
Volumenstromstärke (Volumen)	$I = \frac{\Delta V}{\Delta t}$ $[I] = \frac{m^3}{s}$	*ΔV:* Änderung des Volumens *Δt:* Änderung der Zeit Wenn an einem Ort viel Volumen in kurzer Zeit vorbeifließt, ist die Volumenstromstärke hoch.
Volumenstromstärke (Querschnittsfläche)	$I = A \times v$ $[I] = \frac{m^3}{s}$	*A:* Querschnittsfläche des Rohrs oder Gewässers *v:* Fließgeschwindigkeit
Bernoulli-Gleichung	$P_S + P_D = P_{ges}$ = konst.	Die Summe aus dynamischem und statischen Druck ist konstant.

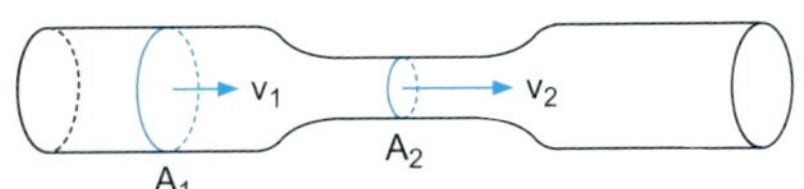

Abb. 3.3 Kontinuität der Volumenstromstärke bei verändertem Rohrquerschnitt. [L253]

Schwingungen

Tab. 3.10 Grundgrößen der Schwingungslehre.	
Amplitude	y_0 $[y_0]$: Abhängig von der Schwingung, in der klassischen Mechanik oft „Meter"
Periodendauer	$T = 1/f$ $[T]$: s
Frequenz	$f = 1/T$ $[f]$: 1/s = Hz

Tab. 3.11 Pendel und harmonische Schwingung.		
Periodendauer (Fadenpendel)	$T = 2 \times \pi \times \sqrt{l/g}$ $[T]$: s	*g:* Ortsfaktor/Fallbeschleunigung (auf der Erde 9,81 m/s²) *l:* Länge des Fadens Je länger der Faden, desto länger dauert es, bis das Pendel von einer zur anderen Seite geschwungen ist.
Periodendauer (Federpendel)	$T = 2 \times \pi \times \sqrt{m/D}$ $[T]$: s	*m:* Bewegte Masse *D:* Federkonstante Eine schwere Masse am Ende des Federpendels führt zu einer längeren Periodendauer.
Hook'sches Gesetz	$F = D \times s$ $[F] : N = kg \times \frac{m}{s^2}$	*D:* Federkonstante *s:* Auslenkung Um eine Feder mit einer hohen Federkonstante um eine weite Strecke auszulenken, braucht es viel Kraft.
Momentanwert einer harmonischen Schwingung	$y_{(t)} = y_0 \times \sin(\omega \times t + \phi)$	y_0: Amplitude (Maximalwert der Schwingung) ω: Kreisfrequenz *t:* Zeitpunkt ϕ: Phasenwinkel (Verschiebung auf der Zeitachse, falls Schwingung nicht zum Zeitpunkt 0 beginnt)

Tab. 3.11 Pendel und harmonische Schwingung. *(Forts.)*		
Momentanwert einer gedämpften Schwingung	$y_{(t)} = y_0 \times e^{-\delta \times t} \times \sin(\omega \times t + \phi)$	*y_0:* Amplitude (Maximalwert der Schwingung) *ω:* Kreisfrequenz *t:* Zeitpunkt *ϕ:* Phasenwinkel (Verschiebung auf der Zeitachse, falls Schwingung nicht zum Zeitpunkt 0 beginnt) *δ:* Abklingkoeffizient Je größer der Abklingkoeffizient, desto schneller geht die Auslenkung der Schwingung gegen 0.

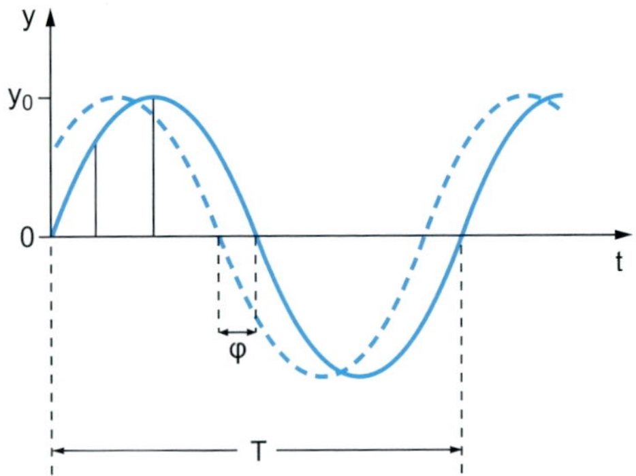

Abb. 3.4 Verlauf zweier harmonischer Schwingungen. Beachte den Phasenwinkel, der die Verschiebung der Wellen zueinander angibt. [L253]

Wellen

Tab. 3.12 Gleichungen zum Rechnen mit Wellen.		
Ausbreitungsgeschwindigkeit einer Welle	$c = f \times \lambda = \lambda/T$ [c]: m/s	*f:* Frequenz der Welle *λ:* Wellenlänge der Welle *T:* Periodendauer der Welle Eine hochfrequente Welle mit großer Wellenlänge breitet sich schnell aus.
Momentanwert einer Welle	$y_{(t)} = y_0 \times \sin(\omega \times t + \phi)$	*y_0:* Amplitude (Maximalwert der Welle) *ω:* Kreisfrequenz *t:* Zeitpunkt *ϕ:* Phasenwinkel (Verschiebung auf der Zeitachse, falls die Welle nicht zum Zeitpunkt 0 beginnt)

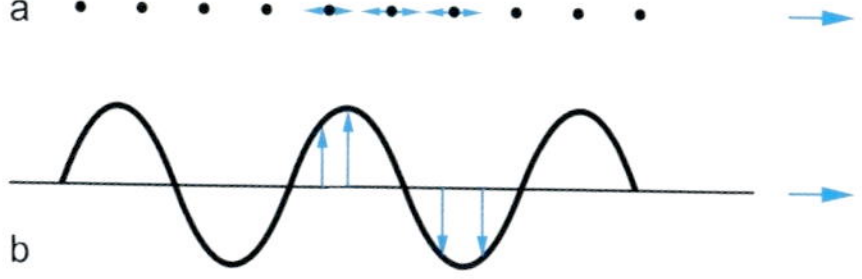

Abb. 3.5 Longitudinalwellen und Transversalwellen. [L253]

Thermodynamik

Tab. 3.13 Gleichungen zur Wärme und Wärmekapazität.

Wärmekapazität	$C = \frac{\Delta Q}{\Delta T}$ $[C] = \frac{J}{K}$	*ΔQ:* Zugeführte Wärme *ΔT:* Änderung der Temperatur Wenn wir einem Körper viel Wärme zuführen und sich seine Temperatur trotzdem nur geringfügig ändert, hat er eine hohe Wärmekapazität.
Spezifische Wärmekapazität	$c = \frac{C}{m}$ $[c] : \frac{J}{kg \times K}$	*C:* Wärmekapazität *m:* Masse des Körpers Wenn ein Körper eine hohe Wärmekapazität trotz einer nur geringen Masse besitzt, hat er eine hohe spezifische Wärmekapazität.
Wirkungsgrad	$\eta = \frac{E_{ab}}{E_{zu}}$	E_{ab}: Abrufbare-/Nutzenergie E_{zu}: Zugeführte Energie Wenn wir einer Maschine viel Energie zuführen und sie trotzdem nur wenig Arbeit verrichten kann, hat sie nur einen geringen Wirkungsgrad.

Tab. 3.14 Hauptsätze der Thermodynamik.

Erster Hauptsatz der Thermodynamik	$\Delta U = Q + W$	Die Zunahme der Energie eines Systems entspricht der Summe aus zugeführter Wärme und am System verrichteter Arbeit. In einem abgeschlossenen System bleibt die Summe aller Energien konstant.
Zweiter Hauptsatz der Thermodynamik	$\Delta S \geq 0$	In einem geschlossenen System kann die Entropie nicht abnehmen.
Dritter Hauptsatz der Thermodynamik		Es ist nicht möglich, ein System bis zum absoluten Nullpunkt zu kühlen.

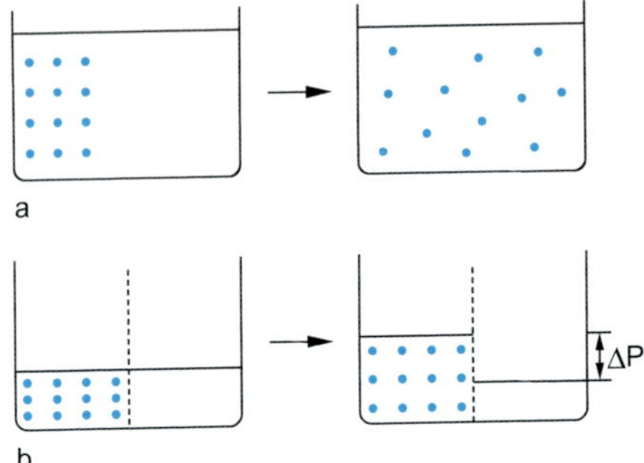

Abb. 3.6 Konzentrationsausgleich durch (a) Diffusion und (b) Osmose. [L253]

Elektrizität und Magnetismus

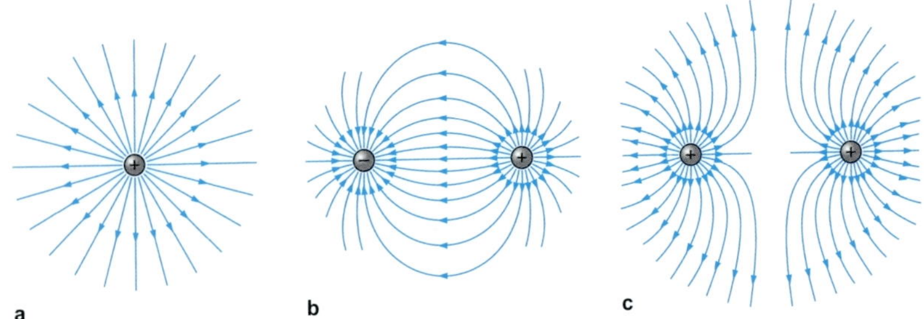

Abb. 3.7 Das elektrische Feld (a) einer Punktladung, (b) zwischen ungleichnamigen Ladungen und (c) zwischen gleichnamigen Ladungen. [L253]

Tab. 3.15 Ladung und das elektrische Feld.		
Ladung	$Q = I \times t$ $[Q] = C = A \times s$	*I:* Stromstärke *t:* Zeit, während der der Strom fließt Fließt über eine lange Zeit starker Strom, wird viel Ladung transportiert.
Coulomb-Kraft (Anziehungskraft zwischen zwei Ladungen)	$F = \frac{1}{4 \times \pi \times \varepsilon_0} \times \frac{Q_1 \times Q_2}{r^2}$ $[F] : N = kg \times \frac{m}{s^2}$	ε_0: Elektrische Feldkonstante (8,85 × 10^{-12} C/V × m) Q_1/Q_2: Ladungen *r:* Abstand der beiden Ladungen voneinander Wenn zwei starke Ladungen nur wenig voneinander entfernt sind, üben sie starke Anziehungskräfte aufeinander aus.
Elektrische Feldstärke	$E = \frac{F}{Q}$ $[E] = N/C$	*F:* Kraft, die auf eine Ladung im elektrischen Feld wirkt *Q:* Ladung im elektrischen Feld Wenn eine kleine Ladung in einem elektrischen Feld eine starke Kraft erfährt, muss die Feldstärke hoch sein.
Potenzielle Energie einer Ladung im elektrischen Feld	$E_{Pot} = F \times s$ $[E_{Pot}] = J = N \times m = kg \times m^2/s^2$	*F:* Kraft, die benötigt wird, um eine Ladung im elektrischen Feld zu bewegen *s:* Strecke, um die die Ladung bewegt wird Wenn viel Kraft aufgewendet wird, um eine Ladung im elektrischen Feld um eine weite Strecke zu bewegen, hat sie viel potenzielle Energie.

Tab. 3.16 Grundlegende Formeln.		
Strom	$I = \frac{\Delta Q}{\Delta t}$ $[I] = A = \frac{C}{s}$	*Q:* Bewegte Ladung *t:* Zeit, die der Transport benötigt Wenn viel Ladung in kurzer Zeit fließt, ist die Stromstärke groß.
Widerstand (Ohm'sches Gesetz)	$R = \frac{U}{I}$ $[R]: \Omega = V/A$	*U:* Spannung *I:* Stromstärke Wenn trotz großer angelegter Spannung nur wenig Strom fließt, ist der Widerstand hoch.
Leitwert	$L = 1/R$ $[L]: S = 1/\Omega$	*R:* Widerstand Kleiner Widerstand heißt großer Leitwert und umgekehrt.

Tab. 3.16 Grundlegende Formeln. *(Forts.)*		
Elektrische Leistung	$P = U \times I$ $[P]: W = V \times A = J/s$	*U:* Spannung *I:* Stromstärke
Elektrische Arbeit	$W = P \times t$ $[W]: J = Ws$	*P:* Leistung *t:* Zeitraum, über den Leistung verrichtet wird Wenn über einen langen Zeitraum viel Leistung erbracht wird, wird viel Arbeit verrichtet.
Effektive Spannung (Wechselstrom)	$U_{Eff} = U_{Max} \times \sqrt{2}$ $[U_{Eff}]: V$	U_{Max}: Maximal auftretende Spannung

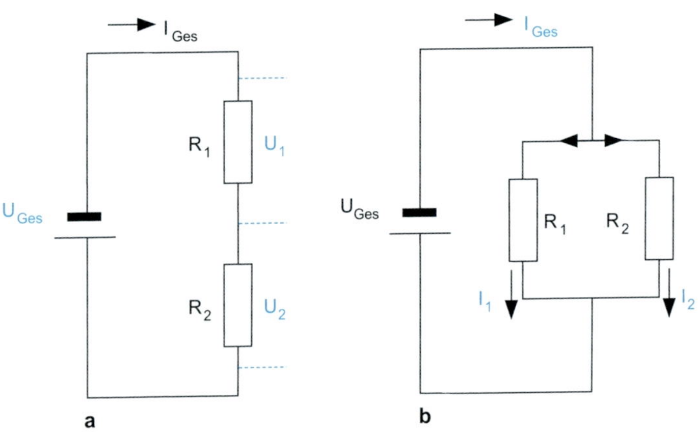

Abb. 3.8 Reihen- (a) und Parallelschaltung (b) von Widerständen. [L253]

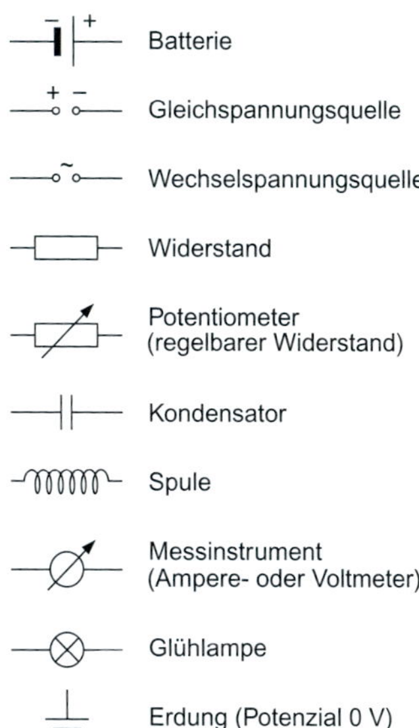

Abb. 3.9 Symbole für elektrische Schaltpläne. [L253]

Tab. 3.17 Stromkreis.

Reihenschaltung	$I_1 = I_2 = I_3 = I_{ges}$	Die Stromstärke ist an jedem Punkt gleich groß.
	$R_1 + R_2 + R_3 \ldots = R_{ges}$	Die Einzelwiderstände addieren sich zum Gesamtwiderstand.
	$U_1 + U_2 + U_3 \ldots = U_{ges}$	Die Spannungen an jedem Widerstand addieren sich zur Gesamtspannung.
	$\frac{R_1}{R_{ges}} = \frac{U_1}{U_{ges}}$	Das Verhältnis eines Widerstands zum Widerstand des gesamten Stromkreises entspricht dem der Spannung an diesem Widerstand zur Gesamtspannung.
Parallelschaltung	$I_1 + I_2 + I_3 \ldots = I_{ges}$	Die Stromstärken der Verzweigungen addieren sich zur Gesamtstromstärke.
	$\frac{1}{R_{ges}} = \frac{1}{R_1} + \frac{1}{R_2} \cdots$	Die Leitwerte der Verzweigungen addieren sich zum Gesamtleitwert.
	$U_1 = U_2 = U_3 = U_{ges}$	An den Widerständen der Verzweigungen liegt die gesamte Spannung an.
	$\frac{I_1}{I_2} = \frac{R_2}{R_1}$	Je größer der Widerstand, desto weniger Strom fließt durch ihn.

Tab. 3.18 Kirchhoff'sche Gesetze.

Knotenregel	$I_{ges} = I_1 + I_2 + I_3 \ldots = 0$	Die Summe der Ströme, die zu einem Knoten hin und von ihm weg fließen, ist gleich 0.
Maschenregel	$U_{ges} = U_1 + U_2 + U_3 \ldots = 0$	Wenn man einen vollen „Umlauf" in einem geschlossenen Stromkreis absolviert, ist die Summe aller Spannungen, die man durchlaufen hat, gleich 0.

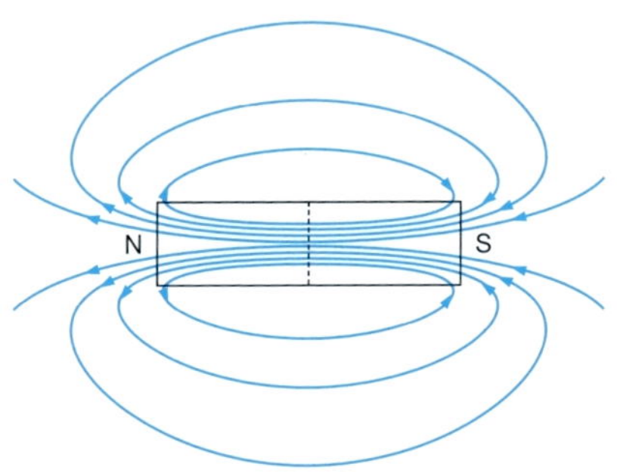

Abb. 3.10 Magnetfeld eines Stabmagneten. [L253]

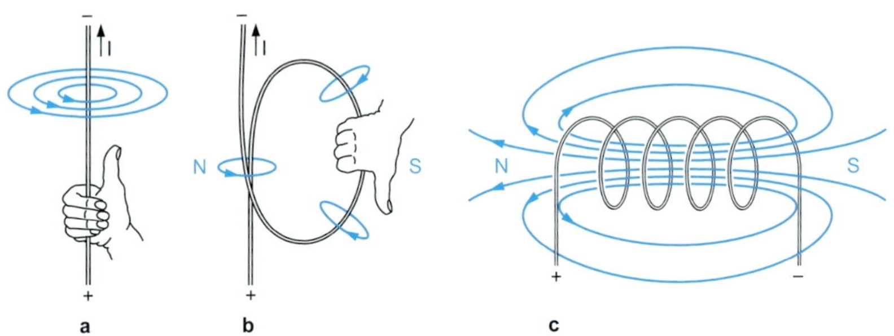

Abb. 3.11 Magnetfeld: (a) eines geraden, stromdurchflossenen Leiters, (b) einer Leiterschleife, (c) einer Spule. [L253]

Tab. 3.19 Magnetismus.		
Magnetische Flussdichte	$B = \mu_0 \times \mu_r \times H$ $[B]: T = V \times s/m^2$	μ_0: Magnetische Feldkonstante ($1{,}26 \times 10^{-6}$ V $\times$ s/(A $\times$ m)) μ_r: Permeabilitätszahl *H:* Magnetische Feldstärke
Lorentzkraft	$F = Q \times v \times B$ $[F] : N = kg \times \frac{m}{s^2}$	*Q:* Ladung *v:* Geschwindigkeit *B:* Magnetische Flussdichte Große Ladungen, die sich schnell im Magnetfeld bewegen, erfahren eine große Lorentzkraft.

Optik

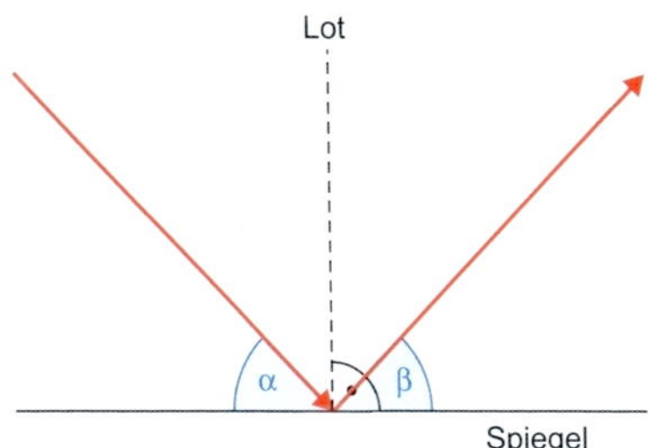

Abb. 3.12 Reflexion an ebenem Spiegel (Planspiegel). [L253]

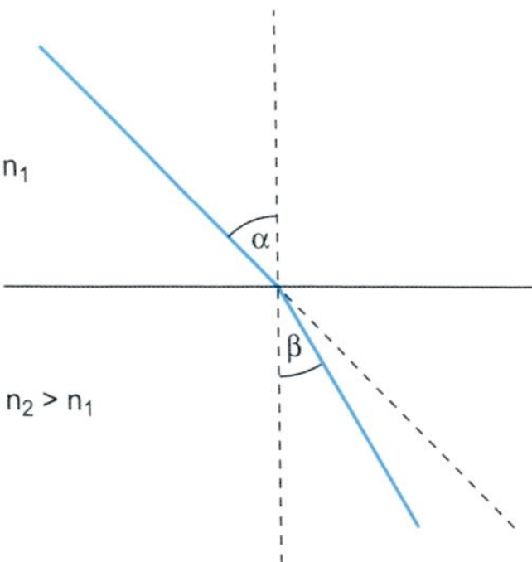

Abb. 3.13 Lichtbrechung am Übergang zweier Medien. [L253]

Tab. 3.20 Brechung.

Brechungsindex eines Mediums	$n_{Medium} = \frac{c_{Vakuum}}{c_{Medium}}$	c_{Vakuum}: Lichtgeschwindigkeit im Vakuum c_{Medium}: Lichtgeschwindigkeit im Medium Bewegt sich das Licht durch ein Medium ähnlich schnell wie durch Vakuum, wird es an der Grenzfläche nur wenig gebrochen.
Änderung der Wellenlänge beim Übergang in ein anderes Medium	$\lambda = \lambda_0/n$ $[\lambda]$: nm	λ_0: Wellenlänge des Lichts im ursprünglichen Medium
Snellius-Brechungsgesetz	$n1 \times \sin(\alpha) = n2 \times \sin(\beta)$	*n1:* Brechungsindex Medium 1 *n2:* Brechungsindex Medium 2 α: Einfallswinkel β: Ausfallswinkel

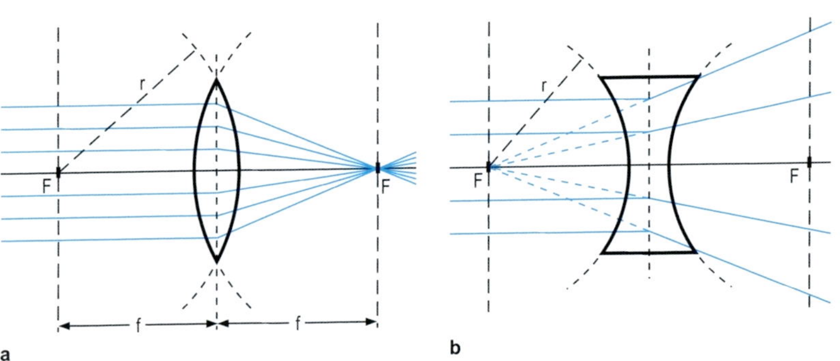

Abb. 3.14 Geometrie und Strahlengang (a) einer bikonvexen und (b) einer bikonkaven Linse. [L253]

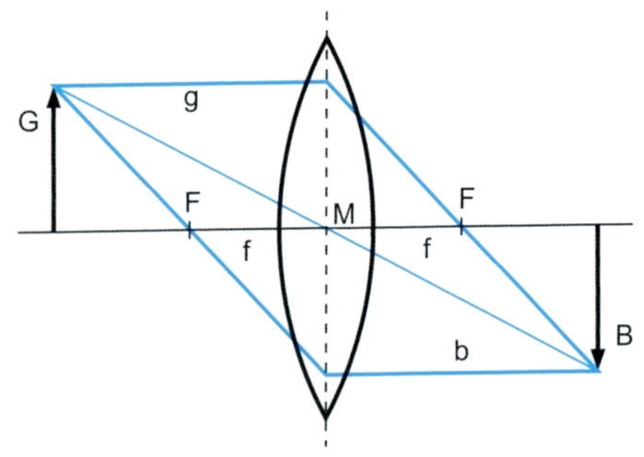

Abb. 3.15 Bildkonstruktion an einer Sammellinse. [L253]

Tab. 3.21 Bildkonstruktion.		
In Bezug auf Brennweite	$1/f = 1/g + 1/b$	*f:* Brennweite *g:* Gegenstandsweite *b:* Bildweite
In Bezug auf Abbildungsmaßstab	$a = B/G = b/g$	*a:* Abbildungsmaßstab *B:* Bildgröße *G:* Gegenstandsgröße *b:* Bildweite *g:* Gegenstandsweite

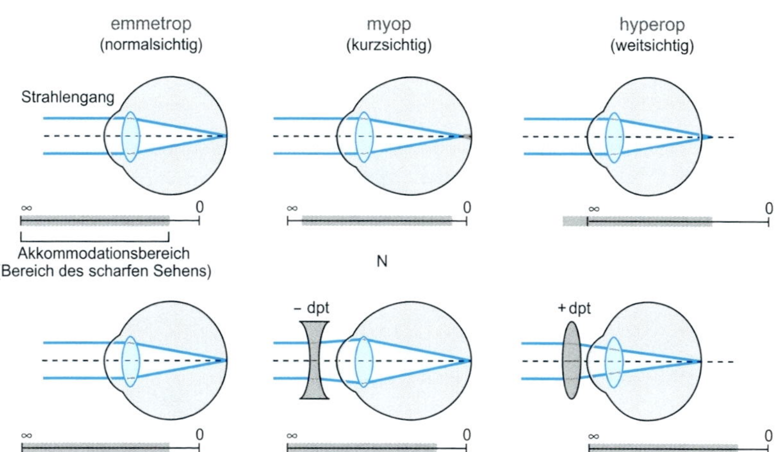

Abb. 3.16 Sphärische Abbildungsfehler des Auges und ihre Korrektur. [L253]

Quantenmechanik und Atomphysik

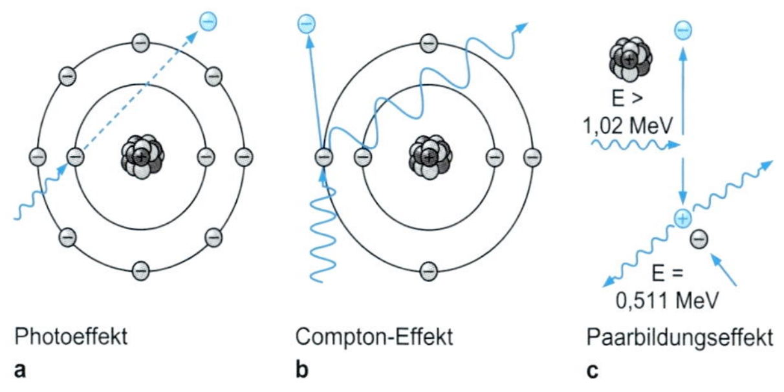

Abb. 3.17 Wechselwirkungen von Photonenstrahlung mit Materie: (a) Photoeffekt, (b) Compton-Effekt und (c) Paarbildungseffekt. [L253]

Orbitaltheorie

Tab. 3.22 Quantenzahlen.		
Name	**Abkürzung**	**Mögliche Zahlenwerte**
Hauptquantenzahl	n	Jede Schale hat eigene Nummer (innerste Schale = 1, nächste Schale = 2 etc.)
Nebenquantenzahl	l	Jeder „Orbitaltyp" hat eigene Nummer (s-Orbital = 0, p-Orbital = 1 etc.)
Magnetquantenzahl	m	Je nach Orbital, z. B. für p-Orbitale: –1, 0, 1
Spinquantenzahl	s	+/– 1/2

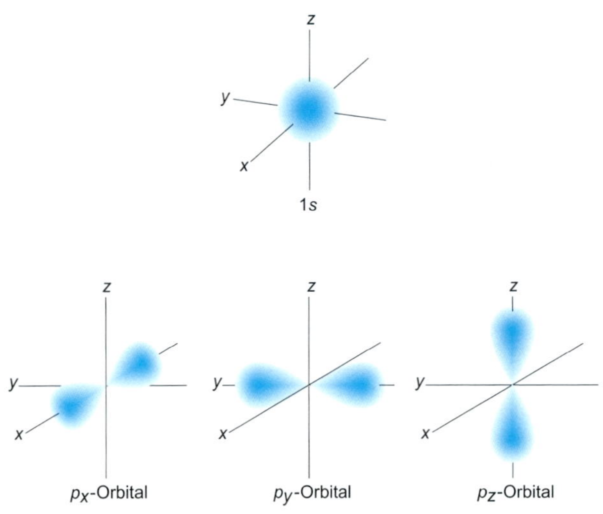

Abb. 3.18 Form der s- und p-Orbitale. [L253]

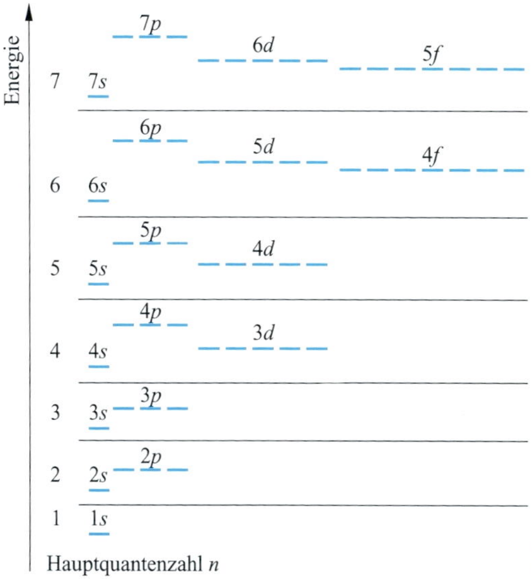

Abb. 3.19 Energieniveaus der Orbitale. [L253]

Radioaktivität

Tab. 3.23 Halbwertszeit.		
Halbwertszeit	$t_{1/2} = \ln 2/\lambda = 0{,}693/\lambda$ $[t_{1/2}]$: s	λ: Zerfallskonstante (abhängig von Stoff)

Tab. 3.24 Reichweite der verschiedenen Strahlungsarten in der Luft.	
Ionisierende Strahlung	**Eindringtiefe in der Luft**
α-Strahlung	ca. 30 mm
β-Strahlung	ca. 8 cm–700 cm*
γ-Strahlung	∞
* Je nach radioaktivem Isotop unterschiedlich (von ^{3}H Tritium ca. 8 cm bis ^{32}P Phosphor ca. 7 m).	

Tab. 3.25 Verschiedene Zerfälle.		
α-Zerfall	${}^{m}_{p}X_M \rightarrow {}^{m-4}_{p-2}X_T + {}^{4}_{2}He$	*XM:* Mutterkern *XT:* Tochterkern *m:* Massenzahl *p:* Protonenzahl
β⁺-Zerfall	${}^{m}_{p}X_M \rightarrow {}^{m}_{p-1}X_T + e^{+} + \nu$	e^{+}: Positron (positiv geladen) ν: Neutrino (ungeladen)
β⁻-Zerfall	${}^{m}_{p}X_M \rightarrow {}^{m}_{p+1}X_T + e^{-} + \overline{\nu}$	e^{-}: Elektron (negativ geladen) $\overline{\nu}$: Antineutrino (ungeladen)

IV Mathe

Zehnerpotenzen

Tab. 4.1 Regeln zum Rechnen mit Potenzen.

Term	Erklärung	Beispiel
$x^0 = 1$	Wir haben hier eine Potenz mit dem Exponenten 0; diese Potenz hat als Ergebnis **immer** die 1.	$10^0 = 1$
$x^1 = x$	Multipliziert man die Basis mit keiner Zahl, ergibt es die Basis.	$10^1 = 10$
$X^{-n} = \frac{1}{X^n}$	Potenz mit negativem Exponenten ergibt den Kehrwert des Terms mit dem positivierten Exponenten.	$10^{-5} = \frac{1}{10^5}$
$x^m \times x^n = x^{m+n}$	Multipliziert man Potenzen mit derselben Basis, muss man ihre Exponenten addieren.	$10^5 \times 10^{-7} = 10^{5+(-7)} = 10^{5-7} = 10^{-2}$
$(x^n)^m = x^{n \times m}$	Potenziert man Potenzen, muss man den Exponenten der Basis mit dem Exponenten außerhalb der Klammer multiplizieren.	$(10^5)^3 = 10^{5 \times 3} = 10^{15}$
$\frac{X^m}{X^n} = X^{m-n}$	Dividiert man zwei Potenzen mit unterschiedlichen Exponenten, kann man die Exponenten auch einfach voneinander subtrahieren.	$\frac{10^3}{10^8} = 10^{3-8} = 10^{-5}$
$X^{\frac{m}{n}} = n\sqrt{X^m}$	Bruchterm als Exponent bedeutet, dass der Nenner des Bruchs als Wurzelexponent gehandhabt wird und der Zähler des Bruchs als Exponent der Basis gilt, von der die Wurzel zu ziehen ist.	$X^{\frac{6}{3}} = 3\sqrt{10^6}$
$x^n \times y^n = (x \times y)^n$	Multipliziert man unterschiedliche Basen mit dem gleichen Exponenten, kann man die Werte der Basen miteinander multiplizieren und dann das Ergebnis wieder mit n potenzieren.	$10^5 \times 2^5 = (10 \times 2)^5 = (20)^5$
$\frac{x^n}{y^n} = \left(\frac{x}{y}\right)^n$	Dividiert man unterschiedliche Basen mit dem gleichen Exponenten, so kann man die Werte der Basen miteinander dividieren und dann das Ergebnis wieder mit n potenzieren.	$\frac{10^5}{2^5} = \left(\frac{10}{2}\right)^5 = 5^5$

Algebra

Tab. 4.2 Operanden der Grundrechenarten.

Rechenoperation	Operator	Operand(-en)	Ergebnis
Addition	+	Summand + Summand	Summe
Subtraktion	–	Minuend – Subtrahend	Differenz
Multiplikation	· oder × oder *	Faktor × Faktor	Produkt
Division	: oder ÷ oder /	Dividend / Divisor	Quotient

Tab. 4.3 Prozentrechnung.

Prozentwert	$W = \frac{(p \times G)}{100\,\%}$	*p:* Prozentsatz *G:* Grundwert
Prozentsatz	$p = \frac{(W \times 100\,\%)}{G}$ [p]: %	*W:* Prozentwert *G:* Grundwert
Grundwert	$G = \frac{(W \times 100\,\%)}{p}$	*W:* Prozentwert *p:* Prozentsatz

Geometrie

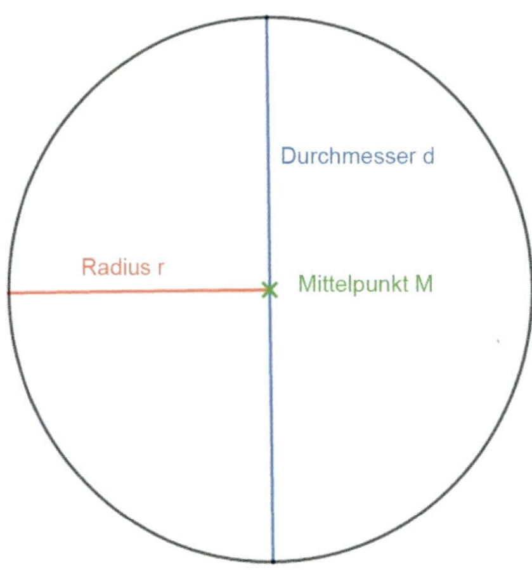

Abb. 4.1 Kreis. [P605]

Tab. 4.4 Kreis.		
Durchmesser	$d = 2 \times r$	*r:* Radius
Umfang	$U = 2 \times \pi \times r$	*r:* Radius
Fläche	$A = \pi \times r^2$	*r:* Radius

Tab. 4.5 Rechtwinklige Dreiecke.		
Umfang	$U = a + b + c$	*a, b, c:* Seiten des Dreiecks
Fläche	$A = a \times b \times 0.5$	*a, b:* Seiten, die dem rechten Winkel anliegen

Tab. 4.6 Gleichschenklige Dreiecke.		
Umfang	$U = a + b + c = 2 \times a + c$	*a, b:* Gleich lange Seiten
Fläche	$A = 0{,}5 \times c \times h_c$	*c:* Grundseite h_c: Höhe der Grundseite

Tab. 4.7 Gleichseitige Dreiecke.		
Umfang	$U = a + b + c = 3 \times a$	*a, b, c:* Gleich lange Seiten
Fläche	$A = 0{,}25 \times a^2 \times \sqrt{3}$	*a:* Seite des Dreiecks

Tab. 4.8 Verschiedene Vierecke.			
Viereck	**Formeln**		**Eigenschaften**
	Umfang	**Flächeninhalt**	
Quadrat	$U = a + b + c + d = 4\,a$	$A_F = a^2 = b^2 = c^2 = d^2$	• Alle Seiten gleich lang. • Hat vier rechte Winkel. • Ist auch ein Rechteck und ein Parallelogramm.
Rechteck	$U = a + b + c + d = 2\,a + 2\,b$	$A_F = a \times b = c \times d$	• Hat je zwei gleich lange Seiten. • Hat vier rechte Winkel.
Parallelo-gramm	$U = a + b + c + d = 2a + 2b$	$A_F = a \times b \times \sin(\alpha)$ $A_F = a_g \times h$ Wobei a_g für die Grundseite und h für die Höhe steht.	• Gegenüberliegende Seiten sind parallel zueinander. • Verbindet man die gegenüberliegenden Ecken miteinander, müssen die Diagonalen **nicht senkrecht** zueinander stehen.

Tab. 4.8 Verschiedene Vierecke. *(Forts.)*

Viereck	Formeln		Eigenschaften
	Umfang	**Flächeninhalt**	
Raute	$U = a + b + c + d = 4\,a$	$A_F = a^2 \times \sin(\alpha) = a^2 \times \sin(\beta) = a^2 \times \sin(\gamma) = a^2 \times \sin(\delta)$	• Alle Seiten gleich lang. • Seine gegenüberliegenden Seiten sind parallel. • Zwei gegenüberliegende Winkel müssen $< 90°$ sein, während die anderen beiden $> 90°$ sind. • Verbindet man die gegenüberliegenden Ecken miteinander, müssen die Diagonalen **senkrecht** zueinander stehen.
Deltoid (Drachen)	$U = a + b + c + d = 2a + 2b$	Zieht man eine Verbindung von einer Flügelecke zur anderen, nennen wir diese Gerade g_e und die sie senkrecht kreuzende Verbindung zwischen den anderen beiden Ecken Gerade g_f. Dann ist der Flächeninhalt: $A_F = 0{,}5 \times g_e \times g_f$	• Hat zwei gleich große Flügelwinkel und zwei weitere Winkel, die variabel sind. • Hat zwei gleich lange Seiten, die nebeneinander liegen.
Trapez	$U = a + b + c + d$	Die parallelen Seiten werden immer mit a und c beschriftet. Ihr Abstand zueinander ist die Höhe h. Daraus ergibt sich der Flächeninhalt: $A_F = 0{,}5 \times h \times (a + c)$ $A_F = h \times \frac{(a+c)}{2}$	• Hat zwei parallele Seiten. • Hat oft vier verschiedene Winkel. • Die Summe benachbarter Winkel ergibt stets 180°.

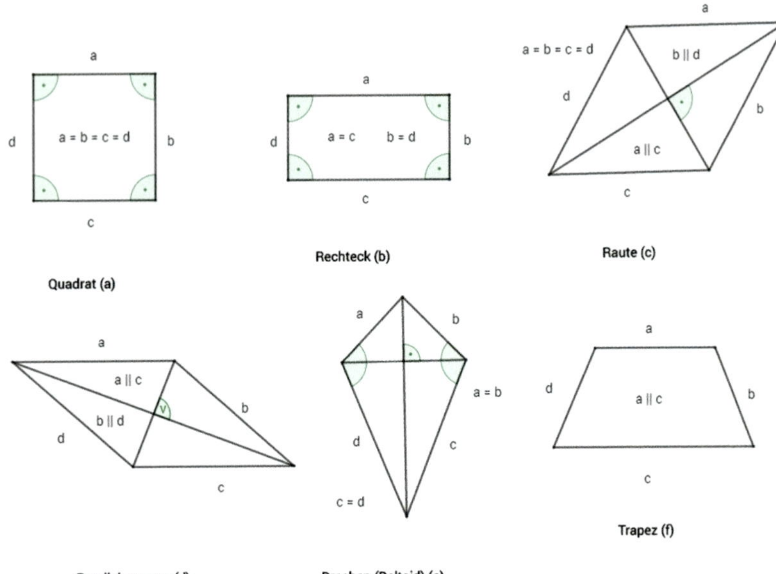

Abb. 4.2 Verschiedene Vierecke. [P605]

Tab. 4.9 Quader.	
Volumen	$V = a \times b \times c$
Oberfläche	$A = 2 \times (a \times b + a \times c + b \times c)$

Tab. 4.10 Würfel.	
Volumen	$V = a \times b \times c = a^3 = b^3 = c^3$
Oberfläche	$A = 6 \times a^2 = 6 \times b^2 = 6 \times c^2$

Tab. 4.11 Prisma.		
Volumen	$V = G \times h$	*G:* Grundfläche *h:* Höhe
Umfang	$U = a + b + c\ldots$	*a, b, c…:* Alle Seiten der Grundfläche
Mantelfläche	$M = U \times h$	*U:* Umfang *h:* Höhe
Oberfläche	$A = 2 \times G + M$	*G:* Grundfläche *M:* Mantelfläche

Tab. 4.12 Zylinder.		
Volumen	$V = \pi \times r^2 \times h$	*r:* Radius *h:* Höhe
Mantelfläche	$M = 2 \times \pi \times r \times h$	*r:* Radius *h:* Höhe
Grundfläche	$G = \pi \times r^2$	*r:* Radius
Oberfläche	$A = 2 \times G + M$	*G:* Grundfläche *M:* Mantelfläche

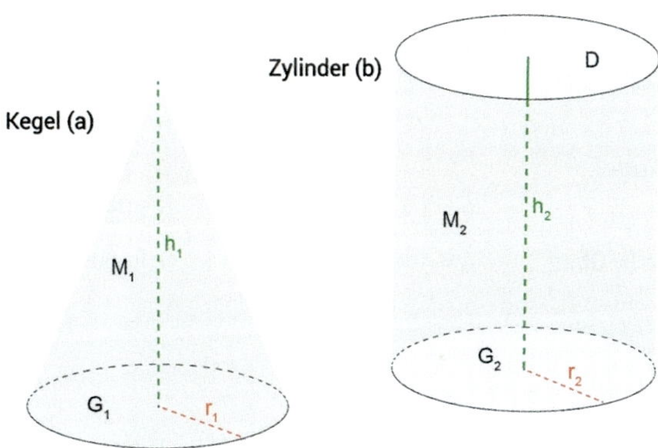

Abb. 4.3 Kegel und Zylinder. [P605]

Tab. 4.13 Kegel.		
Volumen	$V = 1/3 \times G \times h$	*G:* Grundfläche *h:* Höhe
Mantellinie	$s = \sqrt{(r^2 + h^2)}$	*r:* Radius *h:* Höhe
Mantelfläche	$M = \pi \times r \times s$	*r:* Radius *s:* Mantellinie
Grundfläche	$G = 2 \times \pi \times r^2$	*r:* Radius
Oberfläche	$A = G + M$	*G:* Grundfläche *M:* Mantelfläche

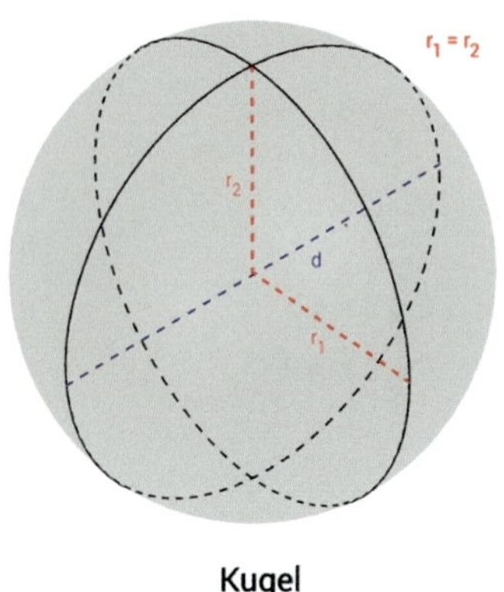

Abb. 4.4 Kugel. [P605]

Tab. 4.14 Kugel.

Volumen	$V = 4/3 \times \pi \times r^3$	*r:* Radius
Mantelfläche (= Oberfläche)	$A = 4 \times \pi \times r^2$	*r:* Radius

Einheiten

Auch wenn es im korrespondierenden Kapitel im Lernskript nicht so explizit thematisiert wurde, wollen wir uns hier mit dem Umrechnen von Zeiteinheiten und anderen nützlichen Umrechnungen befassen.

Tab. 4.15 Umrechnung von Zeiteinheiten.

Zeit		**Faktor zur Umrechnung in:**				
		s	**min**	**h**	**d**	**a**
Sekunde (SI-Einheit)	**s**	1	$\frac{1}{60}$	$\frac{1}{3600}$	$\frac{1}{86400}$	$\frac{1}{31536000}$
Minute	**min**	60	1	$\frac{1}{60}$	$\frac{1}{1440}$	$\frac{1}{525600}$
Stunde	**h**	3600	60	1	$\frac{1}{24}$	$\frac{1}{8760}$
Tag	**d**	86400	1440	24	1	$\frac{1}{365}$
Jahr	**a**	31536000	525600	8760	365	1

Tab. 4.16 Weitere nützliche Umrechnungen.

Volumen	Liter (L): 1 L = 10^{-3} m^3; 1mL = 1 cm^3
Geschwindigkeit	$1\ \frac{km}{h} = 0{,}278\ \frac{m}{s}; 1\ \frac{m}{s} = 3{,}6\ \frac{km}{h}$
Winkel	$\text{Radiant (rad): } 1\ \text{rad} = \frac{360°}{2\pi} = 57{,}3°;$ $1° = \frac{2\pi}{360°} = 0{,}0175\ \text{rad}$ 1 Grad (°) = 60 Bogenminuten (′) = 3600 Bogensekunden (″)
Dichte	$10^3\ \frac{kg}{m^3} = 1\ \frac{g}{cm^3} = 1\ \frac{kg}{dm^3}$
Temperatur	T (K) = T (°C) +273; T (°C) = T (K) −273

Funktionen

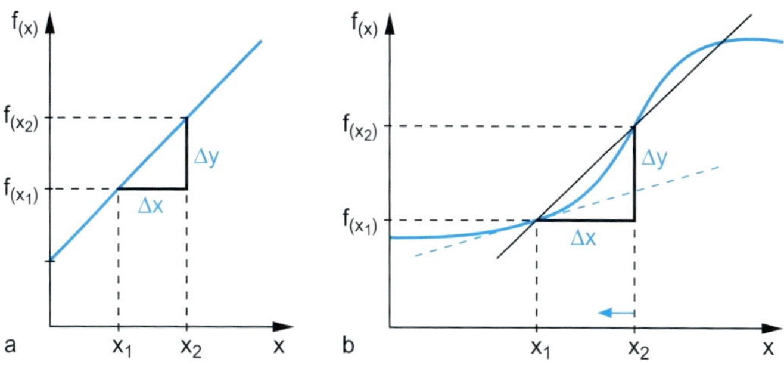

Abb. 4.5 Bestimmung der Steigung (a) einer linearen Funktion und (b) einer beliebigen nichtlinearen Funktion. [P605]

Tab. 4.17 Allgemeine Funktionsgleichungen.	
Lineare Funktion	$f(x) = m \times x + b$
Quadratische Funktion	$f(x) = m \times (x - d)^2 + b$

Tab. 4.18 Ableiten.	
Allgemeine Formel	$f(x) = x^a$ $f'(x) = a \times x^{a-1}$
Produktregel	$f(x) = a(x) \times b(x)$ $f'(x) = a \times b' + a' \times b$
Quotientenregel	$f(x) = a(x)/b\ (x)$ $f'(x) = (a' \times b - a \times b')/b^2$
Trigonometrische Funktionen	$f(x) = \sin(x)$, $f'(x) = \cos(x)$ $f(x) = \cos(x)$, $f'(x) = -\sin(x)$ $f(x) = -\sin(x)$, $f'(x) = -\cos(x)$ $f(x) = -\cos(x)$, $f'(x) = \sin(x)$

Tab. 4.19 Integrieren.	
Allgemeine Formel	$f(x) = x^n$ $F(x) = 1/n + 1 \times x^{n+1}$
Trigonometrische Funktionen	$f(x) = \sin(x)$, $F(x) = -\cos(x)$ $f(x) = \cos(x)$, $F(x) = \sin(x)$ $f(x) = -\sin(x)$, $F(x) = \cos(x)$ $f(x) = -\cos(x)$, $F(x) = -\sin(x)$

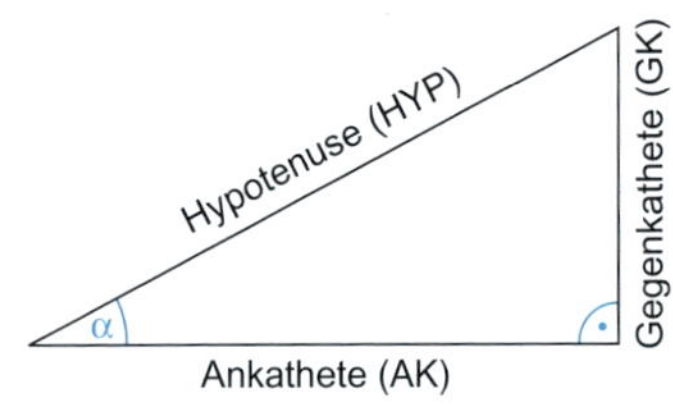

Abb. 4.6 Rechtwinkliges Dreieck mit Ankathete, Gegenkathete und Hypotenuse. [P605]

Tab. 4.20 Sinus, Cosinus, Tangens.	
sin(α)	Gegenkathete geteilt durch Hypotenuse
cos(α)	Ankathete geteilt durch Hypotenuse
tan(α)	Gegenkathete geteilt durch Ankathete

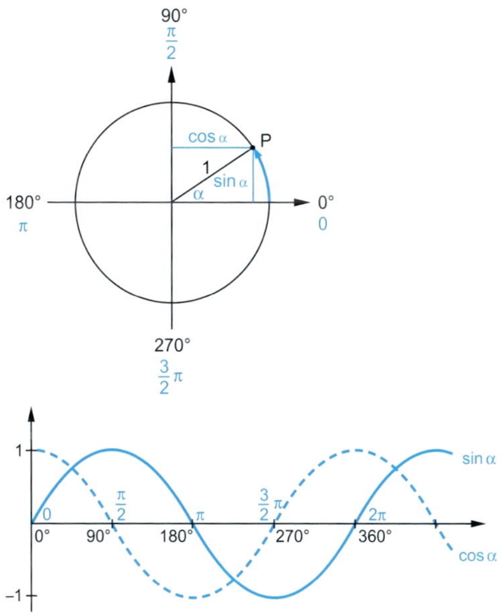

Abb. 4.7 Sinus und Cosinus am Einheitskreis. [P605]

Tab. 4.21 Sinus und Cosinus wichtiger Winkel.		
α	**sinα**	**cosα**
0°	0	1
30°	$\frac{1}{2}$	$\frac{1}{2}\sqrt{3}$
45°	$\frac{1}{2}\sqrt{2}$	$\frac{1}{2}\sqrt{2}$
60°	$\frac{1}{2}\sqrt{3}$	$\frac{1}{2}$
90°	1	0

Vektoren

Tab. 4.22 Vektoren.	
Betrag eines Vektors	$\vec{a} = \begin{pmatrix} x_1 \\ x_2 \\ x_3 \end{pmatrix}$ $\lvert\vec{a}\rvert = \sqrt{x_1^{\,2} + x_2^{\,2} + x_3^{\,2}}$
Addition von Vektoren	$\vec{V_1} = \begin{pmatrix} a_1 \\ a_2 \\ a_3 \end{pmatrix}$ $\vec{V_2} = \begin{pmatrix} b_1 \\ b_2 \\ b_3 \end{pmatrix}$ $\vec{V_3} = \begin{pmatrix} a_1 + b_1 \\ a_2 + b_2 \\ a_3 + b_3 \end{pmatrix}$
Subtraktion von Vektoren	$\vec{V_1} = \begin{pmatrix} a_1 \\ a_2 \\ a_3 \end{pmatrix}$ $\vec{V_2} = \begin{pmatrix} b_1 \\ b_2 \\ b_3 \end{pmatrix}$ $\vec{V_3} = \begin{pmatrix} a_1 - b_1 \\ a_2 - b_2 \\ a_3 - b_3 \end{pmatrix}$